中医经典古籍集成（影印本）

幼幼新书（三）

宋·刘昉 编著 李剑 张晓红 选编

SPM
南方出版传媒
广东科技出版社
·广州·

U0275553

图书在版编目（CIP）数据

幼幼新书：全12册 /（宋）刘昉编著．—影印
本．—广州：广东科技出版社，2018.4
（中医经典古籍集成）
ISBN 978-7-5359-6890-6

Ⅰ．①幼… Ⅱ．①刘… Ⅲ．①中医儿科学—中
国—南宋 Ⅳ．①R272

中国版本图书馆CIP数据核字（2018）第045221号

幼幼新书（三）
YOUYOU XINSHU（SAN）

责任编辑：马霄行　曾永琳
封面设计：林少娟
责任校对：吴丽霞　冯思婧
责任印制：彭海波
出版发行：广东科技出版社
　　　　　（广州市环市东路水荫路11号　邮政编码：510075）
　　　　　http://www.gdstp.com.cn
　　　　　E-mail: gdkjyxb@gdstp.com.cn（营销）
　　　　　E-mail: gdkjzbb@gdstp.com.cn（编务室）
经　　销：广东新华发行集团股份有限公司
印　　刷：广州一龙印刷有限公司
　　　　　（广州市增城区荔新九路43号1幢自编101房　邮政编码：511340）
规　　格：889mm×1 194mm　1/32　印张17.5　字数420千
版　　次：2018年4月第1版
　　　　　2018年4月第1次印刷
定　　价：1288.00元（全套共十二册）

如发现因印装质量问题影响阅读，请与承印厂联系调换。

宋·刘昉 编著

幼幼新书（第九卷至第十一卷）

据中国中医科学院图书馆馆藏日本据宋墨书真本手抄本影印

幼幼新書

九

幼幼新書卷第九

驚風急慢凡三門

急慢驚風第一

急驚風第二

慢驚風第三

急慢驚風第一

養生必用論小兒驚癇古醫經方論、但云陰

陽癇、而今人乃云急慢驚、今立方一准古聖

賢為治陽癇屬腑、於治癇方中去溫藥陰癇

屬藏於治癇方中用溫藥寒溫等藥皆於治

癇方中增損之則先失、又小兒蟲證與癇相

類、學者審別之。

錢乙附方論小兒急慢驚、古書元之、惟曰陰

陽癇、所謂急慢驚若、後世名之耳、止如亦白

癇之類是也。陽動而速、故陽病曰急驚、陰靜

而緩、故陰病曰慢驚。此陰陽虛實寒熱之別、

治之不可惧也。急驚由有熱々、即生風。又或

因驚而發、則目睛上稛、涎潮搐搦、身體與口

中氣皆熱、及其發定、或睡起即了々、如此故

急驚證也。當其搐勢漸減時、與鎮心治熱藥

一二服、直訣 中射香九鎮心九地龍九辰砂

砂九反至宝丹紫雪之類、

驚勢已定須史以藥下其痰熱、直訣中、利驚
九軟金丹桃
枝九之類、或用
大黃朴硝等藥、利下痰熱、心神安寧即愈、
錢乙論凡小兒急驚方搐不用驚擾、此不足
畏慢驚雖静乃危病也、急驚方搐但扶持不
可擒捉蓋風氣方盛恐流入筋脉或致于足
拘攣、
錢乙附方論治急慢驚世人多用一藥、有性性
温惟凉不可泛用、宜審別之、又治慢驚藥、宜
去龍腦、縱須合用、必以温藥為佐、或少用之、
萬全方、小兒諸風并天瘹客作方論、小兒有

急惊候，有慢惊候，又有天瘹候，又有客忤候

此数方大同而小异。夫身体壮热，忽然之间，_{者大瘛}

四肢抽掣痰壅，口噤，谓之急惊，身体壮热，心

神不安，呕吐痰涎，睡中多惊，作发，作静，往往

经日，谓之慢惊，皆由内有积热，外感风邪，候

有迟速，因而为名，其曰天瘹者，盖出于惊吼，

之候也，以其手足搐搦，眼目上戴，如鱼之着

钓，遂以为名，犬抵因惊而出热，因热而生风，

指病则谓之惊风，指候则谓之天吊，治法亦

同，其所谓客忤者，取其触忤之意，小儿未有

1042

所識外人遽至而因驚忤、故曰客忤。古人論

說謂人從外來衣服經履用氣或牛馬之氣、

皆為忤也。其狀吐下青黃赤白、腹痛夭矯面

色變易、狀貌似㴞眼不戴上、其脈弦急數者候不齊

是其疾也、故治法有用粉丸并法術者。

玉訣小兒驚忤候歌　吼喉大鳴

面青句欠即凶驚、啾唯饒啼腥不寧、上

嚘喘粗頻簽熱、呢乳腸虛瀉痢青。

此悲先除驚氣後退驚風次下驚涎後調

胃氣乃安矣。

玉訣治驚風候云、此因驚積涎實加白附、直

生銀九烏犀膏行風下涎方並見本門中

仙人水鑑治小兒瞤驚九

天南星一枚大者，杵為末，酒

水銀砂子結成末各

琥珀一末各

白龍胆骨大典谷半

青黛三

乳香

牛黄

右細研入石腦油和、如有小兒患急慢驚

凡九如紅豆大、薄荷湯化破一九、令小兒

服後睡覺頓安、如大人傷風亦用薄荷湯

茶嚼下一九、頓安、

右方治小兒急慢驚厄方、

一甕朱砂一甕雪、一箇大蟲一箇蝎、

四味自研化作塵、和時更用生人血朱

右以雀兒飯甕兒空者一箇量飛過細末

砂一甕兒臘粉一甕兒雀兒飯甕兒內取

出着魚子一箇全蝎微炒一箇四味研勻

用乳汁調一字令兒服之

王氏博濟方治小兒急慢驚厄涎潮發搐不

定常眠解心師痰壅不利褊銀丸。

水銀乙　　黑鈆乙分同結砂子

川巴豆 去皮心、醋煮令黄色研 乙兩

黄明膠 乙片、慢火炙令黄

香墨研 一寸 臘粉研

鈆白霜研 十本蛾 青黛研 牛黄研 乙分

百草霜研 二兩

乾蝎省 全整

右件一十味除合研藥外、細杵羅為末、再

一慶細研千百下、用栗米飯為丸、如菜豆

大、捻褊每服五七九、乾柿湯下、薄荷湯亦

得更酌兒大小肥瘦虛實加減與服之、唯

利下青黏滑涎為效、

王氏博濟方、治小兒急慢驚疾、搐搦不定中

焦壅熱化痰理驚鎮心丸

金銀箔　各三十片　牛黄研　龍腦研

龍齒　各乙　茯苓去皮　人參

防葵　鉄粉研　朱砂研半兩各

雄黄研　犀角屑鎊大數　大黄乙分蒸各

石件一十三味都研勻細以鍊蜜為丸如

小雞頭大每服兒大小薄荷湯化下如

大人心神不定及多怔忪亦豆眠之

太醫局方定命丹治小兒急慢驚厄天弔撮

口潮發搐搦妳癇壯熱香塞不省

1047

蟾酥酒浸一宿 乙尔乾者

天南星一分炮為末

白附子炮為末半分 劉氏 張氏方並同一分

青黛研半大典 錢氏

乾蝎乙枚研一

射香研一字

右仲細研令勻以粟米飯和丸如菉豆大

別以青黛為衣每服一丸荊芥薄荷湯化

下後困睡無疑但有患者先化半丸滴入

鼻中啑噴者必差

大醫局方 大天南星丸治小兒急慢驚風涎 背背大典

潮發搐目睛上視口眼相引牙關緊急留督

1048

乾蝎十四盒湯洞去土
并炒玉末大黃

強直精神昏塞，連日不省。

天南星者半兩　牛膽製

龍腦　研

咊黃去芦　研半兩

射香　研乙兩半

滴乳香　研極細

天麻頭去芦　人參頭去芦

朱砂乙兩　研去芦，湯浸

防風各乙分　乾蝎十四箇乙上杵微炒

右件研杵令勻，鍊蜜和丸，如大雞頭大，每眼一丸，荊芥薄荷湯化下。量兒大小，以意加減，不計時候服。

譚氏殊聖治小兒急慢驚風，牙關緊急，眼睛上視，甲腹中黃脹時發氣袞，藥不可治，奪命散。大黃淘末奪命散三字

1049

乾蝎 一箇、足尾頭、用少、皆量不方

右用大薄荷葉包定、上用麻線縛之、用炭

火灸、薄荷連蝎香熟為末、入射香一字、再

合研為末、安服一字、臘茶清調下、如病大

吃半錢更看兒女歲數多少加減、經驗方

不用射香用湯調下、莊氏家傳方、不用射

香入生龍腦少許、如兒虛減腦子去茶清

用薄荷湯下、趙氏家傳方、用竹瀝水下、元

和紀用經名至聖散、治小兒陰陽癇手足

抽掣病後虛風百種驚生惡証、悉主之、仍

用紫小乾蝎四十九枚每一蝎以四葉薄

荷包合綿線紮之火炙焦去綿末之金銀

湯調三豆許大三歲倍之量大小加全半

匕以射香牛黃少許調服益佳又以四味

飲黑散紫九加皮治不能行蜀脂飲射

香九并此至至散七方謂之育嬰七寶紫

陽道士一名保子七至至寶方轉為一書

者此方是也

譚氏殊至治小兒急慢驚風射香散朱散

射香字 壹 朱砂細研 赤頭蜈蚣壹條

蝎稍（个）七

棘冈子七ケ，须是棘枝上着，炒焙干用，肉不用鼓用

右为末，每服半钱，煎金银薄荷汤下，如常

服一字，

谭氏殊圣治小儿急慢惊风

真金银箔

银箔各十片

辰砂半两醋

射香少本

白僵蚕（个）三十炒

赤石脂煨

防风

远志乙丙去心各又

右件四味，捣罗为细末，次入先四味，一处

细研拌和令匀，炼蜜和丸，如鸡头子大，朱

砂为衣，用蛤竹水吞下，每服一丸，急死物

1052

之肉、

譚氏殊聖治小兒急慢驚風、

朱砂乙　　金頭蜈蚣乙多少

全蝎多少　不拘

右件三味為末，每服半字，鼻內嚏之

白丁香乙　臘粉作一字和作餅子慢火炙怒自然汁

每五歲已下至三歲，量兒氣實用一字已

上三歲已下一字已上，各作一貼、臨

時旋令和，一帖入後藥，一字或半二

水鱉子仁乙　蜜陀僧乙　水磨雄黃乙一

又方 大曲在白 丁香前

目每主字十五〇〇大典 作小半捻在上文三字 下

1053

右三味、同為細末、五歲已下至三歲一錢、

三歲已下半錢已未、蜜水米泔調下、臨卧

服。三~十典 作卧瞻

荆先生治小兒急慢驚風瘛瘲命散大人急慌

用此妙。

銅青

蝎尾去刺十四箇　射香許少　朱砂各二　鹹粉各半

右件為末、每服一字半錢、用薄荷臘茶清

調下、此藥治天吊臍瓦客忤卒死撮口驚

口木舌喉痹昨頤風癰、並皆要此藥吐下

風涎，然後依形証調理。

漢東王先生家寶治嬰孩小兒急慢驚風牛

足搐搦目証口眼相引睛紅散方、

烏蛇項下七寸　皮骨炙黃色秤一　用酒浸一宿、去

青黛　末二

蝎稍　炒　十个

牛黄

鵬砂

腦子

水銀砂子　各一

金銀箔　十片

真珠　末各

射香一字

烏蛇尾　炙骨浸一宿黃色長末　令紅

蛇黃　醋浸入煅如此三度

京墨　燒煙

天南星　末用生姜汁浸

1055

半夏末用生姜汁浸一（宿各秤一久）

右牛黄射香鵬砂腦子金銀箔，先研極勻

次入水銀砂子再研，將余藥擣羅為末，一

處研勻。每服嬰孩半字半歲一字一二歲

半錢二三歲一錢，以意加減金銀薄荷湯

調下如一服擣定即便用調胃氣觀音散

二三服，方見旱傷，如小兒再作氣粗發擣

豆進雞舌香散二三服，方見擣門也

錢乙至卷散治小兒慢驚多用性大溫及熱

藥治之，有驚末退而別生熱証，有病愈而致

熱々證者有久為急驚者其多當悶病者發

日因何得之曾以何藥療之可用解毒之藥

無不效亘此方

大豆黃卷 水浸黑豆生芽是也曬乾　板藍根

貫眾　甘草乙久各

右四味同為細末每服半錢至一錢水煎

去滓服甚者三錢槳水內入油數點煎又

治吐血冤時

良方治小兒急慢驚風黑丸

臘粉半乙久　墨　白麵

芦荟 各乙　射香　龙脑

史君子 去殼麹 束煨熟　牛黄

青黛 各半

右麵糊丸梧桐子大每服半丸薄荷湯研

下要利即服一丸楚州小兒醫玉鑑以此

藥致孕產鑑神之未嘗傳人予得之乃常

人家慢驚丸小不同耳治驚風極效前後

用之無不死兒一服即差

保生信劾方治小兒驚風

芭蕉自然汁時々呷一兩口甚者服及五

升必愈、

風攙口撮搦㖞癇壯熱方

天麻　　各乙

青黛　分半　各乙　　天南星末炮各

臈粉又半　朱砂研　　白附子半又

射香字二

蝎尾炮十四窗

右捣研匀用烧粟米飯為九、如菜豆大、薄

荷湯化下一九、急驚者冰化滴入鼻中嚏

即撮定、

1059

擷日數十發，搖頭弄舌，百治不放血困方。

蛇蜕皮 分一　牛黃 乙 研 久

右以水一盞，先煎蛇皮至五分，去滓，調牛

黃頤服，五歲已上倍服。鳳

隔全方治小兒急慢驚鳳，并諸般風疾白龕

九、

石膏 半斤，火煅，辻如趙分為衣　川烏頭 皮去

為三傅，各一停為衣

天南星　甘草 生用　各四及　內桂 皮去

甘菊花 各兩 二　防風　白殭蠶

京芎 又半 乙 冬　牛滕　海桐皮 水浸 去皮

麻黄用去節　甘松洗　川白芷

藁本一兩洗令又

右件搗羅為散研和令勻用糯米揀擇淨

煮粥研爛旋旋入藥和勻杵為劑丸如大

雞頭大微乾上衣每服一丸空心夜卧用

煨蔥酒嚼下如中急風用兩丸薄荷自然

汁半盞酒半盞磨化灌下衣被蓋出汗婦

人血氣當歸酒下傷寒頭痛蔥酒下常服

茶酒任下小兒急慢驚風量兒大小金銀

湯磨下

万全方，治小儿急慢惊风化痰镇心。七宝丹

方。

牛黄 研　　　　真珠 末研　　　鈆霜 各乙

腻粉　　　　　　朱砂 研入烏乙粆　　各乙粆

白附子　　　　　天麻 研入烏乙　蝎尾 炒三味

巴豆 十一粒去皮心膜纸裹压出油　　　各乙分

水银 三分入黑鈆少許火上镕结砂子入

右为末研匀煮枣肉研和圆如粟米大以

朱砂为衣荆芥汤下三丸量儿大小加减

服之。

眼坠方定命丹

生龍腦　真射香　各二

桃柳心笋　各七　蟾酥大　一皂矢半

右五味，端午日合，不得雞犬孝子婦人偁尼見，細研九如黃粟米大，小兒急驚天瘹，用中揩點水四滴研一丸，注在二鼻竅中，三嚏已上即效，如三嚏以下，不在醫眼，慢驚用濃煎桃柳枝湯渾頭洗浴，不得揩乾，生衣裹之，用藥如前三嚏已上一食久，蟲子於百孔中出，如三嚏已下亦不在醫眼

張宝方，治小児急慢驚風，金箔膏

金箔 二十片

赤足蜈蚣 全者 一条，醋浸

鉄粉 錫結

白花蛇 一宿，取肉焙 各三两

水銀 炒子

朱砂 研

白附子

白殭蠶 直者

乳香 研各

半夏 生姜汁浸一宿 焙乾，半两 各四十

茙蒂 九枚

轻粉

射香 研 一字

右一十三味為末，石脳油為膏，每服菜豆大一粒，煎金銀薄荷湯化下，牙関不開，揩一粒楷之自開。

聚宝方虎睛丸治小儿急慢惊风搐搦不定

瘢上睛方

虎睛　乙隻，酒取仁　青黛　又三

朱砂　研　　粉霜　　　　棘岗子肉　筒二十

牛黄　乙字　香好墨　燒一　　轻粉　又各乙

熊胆　又半　半夏　七枚，湯洗　　射香

右一十一味为末，湯浸蟾酥为丸，如桐子

大三岁巳下一粒，十岁巳下至五岁二粒

用金银薄荷湯，翦刀銀左右各研七下灌

之，常鹭看牛粿

聚宝方生姜九沿，小兒虛瘂急慢驚風搐搦

項筋緊強手足迎冷腰背拘急方

龍腦 研　水銀 各乂乙乂

白附子 若直　射香 各乙枚

白殭蠶 朱砂 各研　天南星七

蜈蚣 乙枚酒乾蝎七枚　蚕蛾十枚　薄荷心筒七

棘岡子 二十筒炒

右一十二味為細末，研令勻，以石腦油和

為膏，單子裹，每服一粒如黍米大，冷水調

下頂頷前股，三服又敨

豚室分睡脾散方，治小兒急慢驚風

桑螵蛸 筒四　　乾薄荷葉　　乾蝎者 全

人參　　　　乾山茶　　　天南星 炮

半夏 生姜汁浸 焙各乙分

右七味為細末，每服半錢射香粟米飲下。

豚室方玉露圓，治小兒急慢驚瓦

天南星 去皮　半夏 瓣去　　白殭蠶 直者各半兩

定粉 乙　　　膩粉　　　　水銀 各半錢研勻

右六味為末，研勻糯米粥丸如桐子大頭

風夾腦風頭旋目眩涎溢用薄荷臘茶嚼

下二丸，如要利加至五丸，急風薄荷酒下

十九，以利為度，婦人血氣荊蘇酒下二丸

小兒急慢驚風金銀薄荷糯米煎湯化下

一丸，至二丸劾，

膜塵方青金丹定小兒急慢驚風神劾，

丈君子 通裏燒刼去皂取之各乙 二枚白麵一匙和作餅子，

蘆薈 研 一分 青黛 射香各乙

膩粉 白麵尒各二 蝎㸑箇十四

右七味為末香墨水和丸作三十九丸，每眠

一丸薄荷湯化下，

1068

主訣治急慢驚風生銀丸方

生銀 水銀半及如旡以水銀半及結砂子

鉄粉 半及 飛过、各

辰砂

全蝎

蝉 各十 四箇

粉霜 巴豆霜 各二

以水末之煮枣内丸桐子大、每服一丸、用姜枣湯化下二三歲、若一二歲如要小丸黍米大、服三五丸。

又方、烏犀角膏行風下涎

枣子 三枚、去核、每枚入巴豆三粒、针刺火上燒过、存性

朱砂 过飛

殒砂 又三 轻粉 己一又

香墨 烧乙尔各 　　粉霜 半尔七

水银砂 乙尔二 　　甘遂 煨半尔

以上末之，炼蜜为膏丕大加减薄荷水化

下看虚实非时勿服

四十八候大青丹

天麻　　水银 研八　　朱砂

天南星 炮　鉄粉　　白附子 已上各乙尔

硇砂　　好墨　　蛋蚕 乙尔

金箔 五片　银薄 七片　轻粉 半尔

黑附子　全蝎 炒麸　粉霜 各二尔

半夏　生姜汁浸　十八箇

脑子

射香　雄黄　酒煮　各　蜈蚣　洗去　竹盐汤

右件末、酒糊丸如桐子大。一服一丸、薄荷

蜜水磨下。急慢惊痫等疾、量儿大小用、如

寻常潮热惊热风热温壮、或变蒸、一丸可

作二服。伤寒不得用。如惊风撮搦上视、以

鹤顶丹、

患眼观证、茶汤九、下涎。治急慢惊风伤寒呕

逆壮热、犬小便闭塞腹膜虚膨、渴水府虫积

心、赤白滞痢鹜搁霍乱吐泻脾风等疾。

龍腦

白丁香 炒末抄三分

輕粉

巴豆二十六粒浸去皮油研爛

右研令和令勻入巴豆霜內一勻研三四

百下又傾出研腦射方入前藥都研復傾

出研飯少許如硬入水數滴令勻爛牙卻

用茱為丸如此。大一歲下十五九二歲

二十九三歲四歲下二十五九五六歲下

三十二九余更隨大小虛實加減下府虫

射香 各乙

青黛 炒末抄三分半

水銀 炒末各

滑石 炒二分

天南星 木炒

1072

攢心，用皂皁二十一箇炮裹槌損煎湯下，

赤白滯痢小魚鮓煎湯下，其餘候病以葱

白煎湯下一更時吃至天明，通下青白黏

涎，候眾人食時，先以淡粥補之，次進勻氣

散，治生硬食兩日，仍進此藥墜涎末下次不

得吃水，如患急驚只以此藥搥碎下亦吐

涎未或慢驚主第二日第三日，補實脾氣

下此藥墜涎亦得不拘時候。

劉氏家傳方，朱砂膏治小兒急慢驚風大人

風狂躁熱風癇傷寒中風舌強風涎

桃仁湯浸二遍去皮尖麸炒乾一兩研爛

真紅花頭末之

滴乳研各三分

朱砂研

石同研至細、入射香乙錢、又研、煉蜜為丸、

安眠一丸、雞頭大、煎薄荷湯半盞化破、和

滓眠人參湯、或茶調或含化、

列氏家傳方急慢驚風葱湯丸、

滑石末乙半乙

白附子半生半乙半

輕粉挑乙

天南星半生半用一分半

巴豆安七粒去油研爛在石片上用火焙乾

蝎 末半

右末之、蒸餅和、丸青麻子大、每服三丸、对

歲巳上七丸、末出月一丸、熱積金銀薄荷

湯化下驚積葱湯化下自然取下驚積、

劉氏家傳方軟青膏治小兒急慢驚風、搐搦

發病并一切驚積墜涎、

青黛 末二　　輕粉 末七 桃二大　天南星 炮末 地

射 末一大　乳香 末三皂子大　蝎稍 箇全十四

水銀 二皂子大 用銀結砂子

右同研匀用石腦油和為膏以油单手裹、

有患，一丸如芡至大，薄荷水化下，量着不
過再服，與薏苡散間服。

刘氏家傳方，薏苡仁散，治小兒驚癇等疾、

薏苡仁

桑寄生　　　　白壇蚕

蝎稍

人參 各乙　　龍射 許

右末之，每服一字，煎荊芥湯調下。

刘氏家傳治小兒急慢驚風，其効如神，保生
丹。

天南星 炮　　白附子 炮　　朱砂 研別

射香 半兩 各　蛇黄 用楷葉研自然汁瑩却
別研 各 四ヶ 良地上蝦鉄色者

魚鳔兼

火煅全赤，用生甘草水
洒出火毒，研令极细

右修事，用端午三家粽子尖为丸，如梧桐
子大，用淡竹沥，磨下一丸。此方神圣，不可
慢易。一粒可救一人。鱼能治丈夫妇人一
切痰，薄荷酒嚼下二丸。张氏家传竹沥磨
下二丸。又 **张氏家传方** 鱼治丈夫妇人卒
中涎潮不语，两眼翻上。手芝颐拽反瘫瘓，
手芝不随，头旋眼晕，口眼喎斜，暗风五痫，
惟天南星用烧石灰内炮裂，去石灰不用，
於水洒地上，盏盖出火毒，一复时，服药後

忌一切動風物，餘並同。

劉氏家傳軟紅丸 治小兒急慢驚風、驚癇涎
潮、搐搦直視、牙關緊、項背強、喘欬多睡、發熱
不時，可脫此方。

朱砂研 飛 砂子
黃蠟 各三
龍腦壹分 別研 各半夏 如前修製入金
粉霜二 朱
水銀箔二朱入結
牛黃
蝎梢四十九枚微炒
臘粉 朱

右件杵研極細，先煉蠟去滓入油三五點，
離火，內諸藥和攪令勻成劑，有病旋々丸

黍粒大，半岁儿可服两丸至三丸、荆芥薄

荷汤下，大小量力加减，病愈为度，小儿

又张氏家传治小儿急慢惊风不可细说、夺

命丹又名通将天再造丹。天

真牛黄　　　　蟾酥

天麻　　　射香者真

青黛　　　乌蛇各乙分

独角仙使羽黑乙枚去足　辰砂真者乙上

夜行将军十枚

真脑子许少

右为末细研、乳钵内用猯猪胆汁、丸如黄

甜葶苈半两微炒各

桑螵蛸

米粒大,急慢驚風,天瘹,用新水煎薄荷金

銀湯化下一粒,如小兒病極,藥不下,以拜

小滴向鼻中噴嚏立灌下,萬方矢一,神妙

張氏家傳治頭風黑神丸,兼治小兒驚風

烏頭　　　　　草烏去皮切　芎活

香白芷　　　　白殭蠶　　　羌活

甘草炙　　　　靈脂洗淨

已上各乙兩,修事洗淨一慶焙碾為末,

好墨藥為末,射香字乙

右同為細末,用糯米二兩,碾為末,煮糊為

丸。如此大。○陰乾藥使如後頭風茶湯嚼

下一丸傷寒生姜葱茶嚼下一丸身上生

瘡蜜酒嚼下一丸腸風痔疾煎胡桃酒嚼

下一丸婦人血氣血風當帰湯嚼下一丸

小兒驚風薄荷水磨下每一丸為兩服頭

痛菊花酒嚼下一丸老人常服以好酒嚼

下一丸。

張氏家傳治小兒急慢驚風魚治一百六十

種風身自搖動半身不遂積痰卒眩瘑癬瘙

痒。

天南星炮去臍　粉半丸乘時过度為衣乙　用一半拌藥末名乙

半夏去皮去心

南粉又名白彊蠶乙

乾蝎分各乙　射香分各乙　龍腦尔乙

右件八味並生用㕮咀羅為末煮糯

米粥放冷和藥丸如梧桐子大每服二丸

嚼破溫酒下如急風口不開及口面喎斜

研乘三丸以薄荷酒調用蔥青筒子灌入

鼻内頃史汗出口自開如傷寒薄荷熱酒

下二丸逡巡再服差婦人血氣產前產後

癱瘓風氣並用當歸酒下二丸小兒急慢

驚風，用牛黃湯化下一丸，八口立差。

牛黃

生蟾酥　可用小筒

龍射　各用半大

白礬　过枯

雄黄　五

防风　焙

芦荟

熊胆　各三皂

朱砂　两皂

全蝎　轻炒

荆芥穗　各乙

右除脑射外一慶细研匀，然後别研脑射

細入前药内再研，用蟾酥少添数粒粳米

飯和匀，丸如菝子大，每服一丸，用倒流水

化药，如小兒手足牵搐灌鼻内，良久打嚏

1083

即愈、如未定、再灌之三次、下毒恶候也。別

用药治之、如瘡疹倒厭、反瘡手黑色斑出。

急用雞子敲威消半敲生猪血半敲合威

一敲用桑兩三九、化在内火灰内煨熟温、

時々眼之、童午日取酥合药灵验也。

張氏家傳礬皂丸、治小儿急慢驚風涎、反去

風痰莉胸次常眠永無疾妙方

此礬 一又半、如魚此礬只、半夏 一宿焙 姜汁浸

天南星 一切作片濃皂角水浸一宿慢火熱合乾焙

白蟬蚕 一宿一半生用各半醋浸

1084

右件药并用碾罗为末,姜汁煮糊为丸如

梧桐子大,每十粒至二十粒,淡姜汤吞下。

如喉痹热痛含化烂嚼薄荷新汲水衔下

甚若及缠喉风,皂角水一茶脚研一二十

粒灌下,小儿急慢风涎皂角水研碎揩齿

上,常服食后临卧姜汤下,不损津液,化涎

为水。

张氏家传治小儿急慢惊风及治破伤风,走

夺命散。

白附子　　黑附子　　天南星

1085

紫苄脱圈子

半夏

右等分為末並坐使大人每服半錢小兒半字葱茶調下大人中風不語小兒急慢驚風皆可服

殷氏家傳治小兒急慢驚風朱砂餅子方

天南星 地 白附子 白礬 洗各

白花蛇 皮骨 三子去

右件為末用天麻末白麪少許煮糊為丸如此 火大每服一餅子朱砂為衣用金銀薄荷湯化下不計時候

1086

張氏家傳，治小兒急慢驚風，服藥末效，宜用

神效貼囟散，

石燕 一箇，醋乙尔，燒紅，細研。 艾心葉 一箇 七

生朱砂 一皂子大，細碎。 草麻子殼 七粒去，細研自

右一處和合極勻，每用一錢七，用薄荷自

然汁調成膏子貼在鼻山根凹中少時臨

著，候鼻尖頭汗出即便好安，

張氏家傳神仙丸，治小兒急慢驚風，

朱砂 以乙尔為衣 人參

朱砂 六尔，用五尔，為衣 全蝎 炒微

沉香 白僵蠶 炒微

天麻 半 炙 又各

天南星 兩箇炮

川芎 一 又各

附子 乙箇炮五脂灵 乙又用八又

乳香 半 乙分

蜈蚣 地二条乙處酒浸和皮骨

白花蛇頭 項後肉七寸以爭肉連蛇頭一二又和皮浸

烏蛇頭 酒浸三四宿骨

花蛇 骨乘和七 又爭肉連蛇頭一處浸

牛黄

射香

脑子

没藥

血竭

硇砂 乙又细研各

雄黄 雀乙箇去腸胃内硇砂用盐泥固済文武火煅

右各事特淨為末絶好酒為丸如彈子大

早晨用酒磨下治中風癱瘓大人每服主

1088

九、小兒急慢驚風二九、分四服、薄荷酒窖

下、

莊氏家傳小兒急慢驚風軟金丹、

胡黄連　香墨　射乆乙

史君子窗三　天漿子炒七箇　青黛

臘粉分乆乙　寒食麵一匙乆若是一百五日好

右為末、用上件麵為丸、小豆大、每服一丸

金銀薄荷湯化下、

莊氏家傳虎睛丸、治小兒急慢驚風涎、實壯

實熱、

1089

朱砂別研一分　鈆白霜　白堊蚕末

真珠末各炒　輕粉乙兩　牛黄　乳香

犀角屑　青黛　乳香

胡黄連　白附子　香墨燒各乙

腦射各半兩

右件擣羅為末研令極細以糯米飯為丸

如桐梧子大若急驚用薄荷湯蜜水化下

若慢驚用乳香薄荷湯化下心神煩躁悶

寶端鹿用輕粉龍腦水化下若癇用薄荷

自然汁金銀湯化下天瘹驚水廳荊芥薄

荷湯化下，若有上件患，每服一丸，若常服

一丸，分作四丸，薄荷湯化下。

莊氏家傳　四味散驚丸，治急慢驚風，

臘粉　　　滑石　　　青黛

乳香　各等分

右為細末，滴水丸如麻子大，一歲一丸，金

銀薄荷湯下，親見穎昌治曾元矩之子慢

驚立效。

莊氏家傳　治小兒急慢驚

紅心灰藋　音狄，所在有之，炼家謂之鵝頂草

1091

又取自然汁一茶脚許灌下、取下青黃涎

立效、兩時辰巳上未動可再服、

莊氏家傳治小兒急慢驚鎮心藏金飴丸

金箔　　　銀箔　　膽片各十

龍腦　　　川消　　鈆霜

臘粉　　　粉霜　　晚蠶蛾

天竺黃　　白附子末　朱砂。

胡黃連分各乙

右件一十三味並搗羅為末、粳米飯丸如

菉豆大、每服三九至四九、如有急驚風化

破三丸至五丸，薄荷湯下。

莊氏家傳，治小兒急慢驚瘄驚丸

水銀　砂子

朱砂　水飛

牛黃　研

雄黃　研

射香　研

腦子　研

天麻　末

芦薈　研

輕粉　研

天竺黃　末

螺青　各乙

天南星　末半

川大黃　各三

石腦油　許少

右件一十四味為末，研匀煉蜜和丸雞頭

大，每服一丸，薄荷湯化下腦之應。

王氏手集釣藤散方，小兒虛風化涎牙關緊

急慢驚風

倒藤　人參　白茯苓

川芎　蝎炙　白殭蠶炒

甘草二寸炙各　羌活　黃芩

天南星製薑　半夏製薑

右件為細末，每服半錢金銀薄荷湯調下

王氏手集治小兒急慢驚風立效散

藿香　蝎略炒各二又　麻黃節一又

細辛半又

右為末，每一字半錢至一錢，藿香湯調下

或先服至至九次服此药

王氏手集治急慢惊风天痫似痫若并皆神

效。黑虎子惊药。

天麻　　　　　蝎尾

白附子　　　　京墨

脑射乙又　　真珠末又半

巳上各

金银箔各十片

右件十味碾细以白面十铁滴井花水调

作薄生糊为丸。如鸡头大或樱桃大。每服

一丸。薄荷汤化下。

吴氏家传治小儿急慢惊风神劲丸。

蛇退皮　頸尾全要，燒成灰研為細末，用半錢，著新尾上

人參　緊實者天南星用五分

射香　各半

右麵糊丸，如菜豆大，每服二十九，射香米

飲下，日午夜臥

趙氏家傳赤龍丹，治小兒急慢驚風

牛黃　　龍腦　各乙分　　犀角　末

大黃　綿紙若切作片子，濕水飛研細焙乾　　臘茶　乙分

五靈脂　各半兩焙　　射香　半乙分

朱砂　入藥一半為衣，乙及研細一半

右为末，滴水为丸，如梧桐子大，每服一丸。

磨刀水化下量儿大小加减与服。

赵氏家传治小儿急慢惊风，退风温邪热，疗惊悸筋脉跳掣，精神昏闷涎不利。天麻防丸

九、

大天麻　　　防风　　　人参　各半

乾蝎　炒全者　　　白僵蚕　各二　甘草　炒微各乙分

朱砂　研　　　雄黄　　　射香　各字乙分

牛黄　　　　天南星　切作片子酒浸

白附子　炮乙尔裂　　三日各半尔

1097

右件研擣為細末，煉蜜為丸，如桐子大，每

服二丸，不計時，薄荷湯化下。

吉氏家傳治急慢驚風，眼目上視，手足搐搦，

牙關不開通頂散。

藜芦不拘多少，為細末，用竹管吹少許入

左右鼻，候嚏眼三黃散并和氣。

吉氏家傳治急慢驚風，候中有涎三黃散。

鬱金火者三箇以一箇破作二边，用巴豆

一粒，去殼，入在鬱金內，用線繫定，用水一

盞，皂角七条截斷，同鬱金煮乾為度，去皂

角又用一窗如前入巴豆一粒，只以濕紙
裹入火炮候紙乾取出，又以一窗止用并
巴豆一窗亦生，通前共生熟三枚，先以酵
金焙乾為末，後以巴豆三粒入鉢内，研入。
鬱金令匀，每服一字，小兒半字，用冷茶調
下。

吉氏家傳治急慢驚風一字散

雄黃　研　　　　朱砂　研各乙分　川烏生

藜芦　各半

右末，後入朱砂急慢驚風磨刀水下一字

吉氏家傳生銀九、治小兒忿慢驚風渾身製、

擲目睛上視、候內涎響手足瘛瘲、見人伯佈。

亘眼、

生銀鑛 半X次煆七過
過，醋淬七過

全蝎 十四箇薄荷
茱裹炙

生犀屑 真珠末 射香

板青 下著 輕粉 朱砂 各半 乙兩
青然洗

龍腦 乙末 粉霜 乙兩 大天南星
為末 取膈

京墨 煆

水銀 砂

右為末杵尘薄荷自然汁煮糊九、如此。

大安，服乙丸。金銀薄荷湯下。

陶善化治小兒急慢驚風天瘹罷搐丸

黑附子　白茯苓　蝎

白附子　殭蠶　天南星 各乙

人參 乙　花蛇一　天麻 各七

烏蛇 各四　朱砂 各六　青黛 又

腦射 許各少

水銀與黑鉛一處火上鎔結成砂子、二物等分

鎔乙料約　用乙分、

總 入水銀　慢又不用龍腦、

不用水銀砂子、

砂子、慢

右用石腦油為丸、如雞頭大、每用一丸、金

銀薄荷湯下、此急驚風如慢驚風燒青竹

瀝油湯化下、

长砂胡氏家傳治小兒急慢驚風搐搦目視

上不省人事、大小腸不通利鐵粉散、

鐵粉不二　　　荊芥穗　　薄荷

天南星製常法　全蝎不　腦子

射香不各半

右為末了同細研、每服一字用鵝梨汁調

下、

安师傅治小儿急慢惊风药方

用大天南星一箇剜空中入乾蝎一箇末

砂一豆許在内，却傾上剜下者天南星末

在上以孕麵裹煨黄熟末得開磨至末曰

去麵不用取南星等并刮下麵上南星末

同研細兒小用冬瓜子二十四箇煎湯調

下半錢兒大即用水一盞半藥二錢同煎

放溫兩次服盡小兒不入食安羊錢用冬

瓜子湯調下使進食人家常服此藥進食

若專治慢驚風即以乳香代朱砂二分皆

妙。

長沙醫者相馮傳、鐵刷散治小兒急慢驚風、

潮搐上視、不省人事、

右用好者黃丹末、不以多少、用花葉紙三

重包、以線繫入、用生絹兩重裹了、繫劄、長

江水浸七日、一日一換、數足瀝控梢乾於

重五日用炭火三斤一煅、藥上有珠子為

度、去火吹去灰、研為末、每服一字、或半錢、

濃煎薄荷湯化下、其藥傾是頻用手指研

灌方得、

風夜卧多啼急慢風並疳眼　　　　長沙醫者丁時發傳荆芥丹治小兒一切驚

水銀　　青黛炒各二錢　　鈆一錢同水

天南星炮　　荆芥各三　　蝎半　　結砂子

朱砂　　乳香半分炒研各

右為末細研，勻冷水再研為丸，桐子大，每

服一丸，大小加減，熟水化下。

長沙醫者丁時發傳治小兒急慢驚風手足

眼撮頭涎壅聲響耳鳴，

膽礬焙，浪乾細研、　　石綠細研，水陶　　泥去及凡

硬下疳者

水乾末

雄黃　末各

蝎　末各　半盞

白殭蠶　炒末各　乙不

右並細研如粉，每用一字、或半錢薄荷湯
下，大小加減。

長沙醫者丁時發傳紅綿散治小兒急慢驚
風癇疾、吐瀉不定。

天麻　炮　麻黃　去節各　全蝎
破故紙　各乙

右為末，每用半錢、水六分、紅綿少許、煎四
分，溫服。

長沙醫者丁安中傳擒鼻散定小兒急慢驚

風擒擄不醒用此藥擒鼻

赤脚蜈蚣一條用溫湯浸軟竹刀切分於

两边谷分左右次用蜘蝥一枚亦分左右

各分蜘蝥螂蜈蚣左右共焙乾研為細末男

發擒用左边藥末擒於左鼻內女發擒用

右边藥擒於右鼻內如两手擒用左右藥

擒左右鼻內

長沙醫者丁安中傳岳柳散治小兒驚風擒

擒涎潮及凡熱上壅咽喉種痛

大黃 熟炮

鬱金 皂角水煮五、七沸焙乾

甘草 灸

黃芩 洗

桔梗 洗

白附子 炮

防風 洗

全蝎 洗山去

白僵蚕 者直

雄黃 研 各

胡黃連 各乙

右件，依法製為細末，每服一少半錢，用

楊柳煎湯，入蜜調下。

長沙醫者鄭愈傳治小兒急慢驚風，搐搦涎

咸目睛直視，亂時取效。救生一字散

乾蝎 全不用、肚為細末 四十九箇，腳子頭、燃出乙余，全者、不用中郎

雄黃 研為末 半字、細

腦射 為細末 各少許，研為細

末。

右五味為細末，每服一字，用濕生蟲七箇，研汁、薄荷湯少許同調勻與服，不計時候，忌一切毒物，紹興已已春，長沙排岸主忠翔幼子患慢驚，手足時搐身吟汗出，四肢皆若縮帶，診其脉極細，其家以謂必死矣，俱身前微慢，口中微氣，為不忍棄爾，其鄰愈忽技此藥至午間以少醒至夜精神漸出，不三日而平矣，長沙醫者鄰愈傳勻氣散治小兒十忽慢驚風，永轉了用補藥，

丁香白术除痾痢，莣蒄青皮定粉殊，甘草

用和添藥刀，不消三度令宣興。

丁香尚七七　　　白术　　　青皮

甘草乙分　　各　　益蒄尚

右為末每服半錢用白湯點眼。

長沙醫者斷愈傳治小兒急慢驚一切風下

兼不得用半黃歲。

煎已半分切須真一分烧蓉三鬱金偏治

小兒驚疾病愛心須却喜惺惺。

右三味為末每服一字薄荷荊攻湯調下。

長沙醫者鄭愈傳聚寶定蛇頭丸，治小兒急慢

驚風，目睛上視，齧齒弄舌，面青口噤牙強啼背

吽唧膈涎声，神呆不語及內癇諸癇腹內泄

鴻夜卧時驚潮熱氣端，並宜服之

蜈蚣　姜汁炙乾　一十

花蛇頭　酒浸一宿焙乾　十箇

全蝎　又泔　一十

天南星　煮一宿焙　一十枚

鉛白霜　十　又醋煮　八十

鐵粉　又　三十

蛇黃石　七次飛研　八十

真珠　木水飛　各五兩

臟粉　研　二又

腦子　研　細

百草霜　三又　各五兩

射香　研

朱砂　飛研

血竭 研细

芦荟 研各乙又

白附子 五十又炮裂

雄黄 一又半醋煮水飞焙乾

右一十七味为末，三家粽子为丸，如鸡头大，初生婴孩可服半丸，周晬已上，可服一粒，不以时候，並用薄荷汤化下

防禦治小儿急慢鷩风，天瘹，搐搦，癎病瘥

係风証悉皆療之

用鸬鹚一隻，不去毛，拌肚下小割破，取尽肠胃，却以白蓉一介許，填於腹内，以满为度，却以麻緑缝合，鹽泥浑固濟了，用炭

火一秤，烧通赤，烟尽撥去火，候冷取去泥，

細研成末，凡有前件證候，以溫酒調下二

錢，兒小量多少服。

長沙醫者易忠信傳治小兒急慢驚癇，手足

瘛搐，上視脅睡，不省人，多偏喎手芝拘挛，潮

搐不時，語澀行步不能，一切風證奪命丹。

乳香　研

琥珀　研

天南星

防風　各乙

白殭蚕　炒洗

射香　内研别秤

茯神　各乙

酸枣仁　去皮　炒秤

遠志　去心　各乙又

茈薹子　不炒半

蝉殻　洗浄四又

全蝎　炒半又

白附子三分　天浆子一十个

天麻八分　洞涎

蜈蚣一条

木鳖子肉二个　研

右件为细末，水煮白糊为丸，如梧桐子大，

每服量大小加减一两九，金银薄荷汤磨，如慢惊

化下如急惊盛加龙脑少许，同磨，如慢惊

即加附子少许，同磨化下。

王氏手集灸小儿急慢惊风於两足大指甲足

内间灸三五壮，须是五灸，即效。

急惊风第二

巢氏病源：小儿惊者，由血气不和，热实在以

1114

心神不定，所以發驚，其者擘縮，變成癇，又小
兒變蒸亦微驚所以然者，亦由熱氣所為，但
須微發驚以長血脉，不欲大驚，大驚乃灸驚
脉若五六十日以灸者，驚復更甚，至百日後
灸驚脉乃善耳

聖惠論夫小兒急驚風者，由氣血不和，內有
實熱為風邪所乘于於心絡之所致也，心者
神之所舍主於血脉，若熱盛則血乱，血乱則
氣并於血，氣血相并，又被乃邪所搏，故驚而
不安也，其侯遍身壯熱，痰涎壅滯，四肢拘急，

筋脉抽掣、项背强直、牙关紧急是也、

茅先生论小儿生下、周岁已上、至十岁已来

有中急惊风容忤卒死、此三种俱一般调理

各有初发起因急惊风形候者、延响双掣双

目直视、面口青黑不记人事、此候因初生下

见浑阳或将养剩有衣被盖覆失理、或因发

送儿子大小便被杂犬触惊或因人家闹唤

大声小叶惊着遂积渐次等惊成积在心家

被吃邪虚乃至此候、

钱乙论因闻大声、或大惊而发搐、发过则如

故，此無陰也，當下利驚丸主之，方見本　小兒
急驚者本因熱生於心，身熱面赤引飲，口中
氣熱，大小便黃赤，劇則搐也，蓋熱甚則風生
風屬肝，此陽盛陰虛也，故利驚丸主之，以除
其疾熱，不可與已旦及溫藥大下之，恐搐虛
熱不消也，小兒客忤疾熱於心胃因聞聲非
常則動而驚搐矣，若熱極雖不因聞聲及驚，
亦自發搐，
錢潕論小兒心神多不定，肥絡多積痰涎遂
生邪熱，若熱感于於心神兼外傷凡邪客博

1117

使遍身壮热、痰涎壅滞、四肢抽掣、牙关紧急

名曰急惊风病。

婴童宝鉴论小儿急惊风为惊痰灌其心、而

眼上手足瘛疭、身热牙关硬、口噤不开者也

祕要指迷论、凡小儿急惊风安瘥又经数日

再发又安、如经三四次如此、后发沉重、此乃

惺惺形候、不足凭也。

玉诀论小儿急惊风因风热干心、先遭惊作

前后惊涎併入於经络之间、其状发搐眼吊

唇黑口噤难开、手足搐搦、此病但以吐泻镇

心調治方愈若使冷熱藥相通恐損命也、

石壁經三十六種內、綞發急驚風候歌、

綞發驚風看握拳指內指外細須言、髓鳳

經注云、太拇指也、

陰內陽外為順候、掌內紅潤握手指、男

見大指在外、女見在內即順、

男左女右搐宜先、一云、搐

搐、經云、令痓

用藥開關以眼下、將藥搐鼻、

髓經云、如

又將形候再重看、嚏噴者不妨、

大忌悶沉潮入師結向心中下解痓、男若

1119

子插右、女插左、此為延候、不治、頂涎如眼黏續續不斷也、當利膈去涎、月若間涎若散則更當服去驚調氣藥、即止、若日不間、涎不斷者、必死矣。

遠與涼心為治療、解驚下藥始求安　髓風

調氣用湯丸、紅此一句以解驚

脈逆陰陽須意　風髓經此一句云定用

搐疾時依用意

定知魚命別人間、鳳髓經急匕自發歌

注云、先將觀月嚴搐鼻方見搐鬝門中、次半門中、次鎮心丸、方見一切驚門中、

慢驚兀門廿、銀丸、方見急門廿、

石壁經三十六種內急驚風候歌

七日歸前被物驚　在七日內、因驚作熱發驚也、若嬰兒變蒸

亦主驚，慎勿冷藥过多，

發直喉乾瀉又青，<small>髮如麻直不潤，但嬰兒頰吃乳，發見多飲</small>水，所謂喉乾，其瀉多則青色也。

但看上唇微有汗次觀印内<small>腹上有青</small>一去有青筋掌中有似桃花嫩怕物多涎聽有声，會者鎮驚為妙于莫將風熱一般名，此乃外證候也，若治先當鎮驚藥次定渴化涎則其疾必痊雖後見氣實亦當調胃氣方下驚藥慎勿過冷也，<small>鳳髓丝弱風怎</small>鎮心九生銀也，<small>歌一同，云，亘眼</small>方見同前，

患眼观證急風說云，內有風積熱涎急潮一

中身甘強直，雙目閉雙手足搐，或目睛而喉

中涎響不記人事，急以膩驚膏，方見 本 用蜜

糖薄荷熱水磨下，須史吐三兩口涎眼即轉

低即睡少時，相次即瀉三四次青白黏涎，下

思食，乃下安胃藥喉中餘涎乃下，化涎湯藥

調氣藥次日多睡只用醒脾散，方見 門中 吐如不

相夾調治三日，尖至第四第五日，再有潮熱

即是中風傷寒也，即麥湯散，見 方 未 平胃丸，見 方

嚥逆門中兩日平復。

小方脉论说急风之候皆起於心藏也所是

诸般惊疾累积在心及至发时先壮热次搐

搦体热极四肢烦闷浑身壮热面颊亦色一

乾谷噪皆因惊搐所致也治之在心

长沙医者季刚中说云古书无惊候阴阳痫

而已故阳浸之曰急惊阴炎之曰慢惊故阳

动而躁阳疾而速阴静而缓阴慢而迟小儿

急搐得之於热淫所胜表裏连运久而不除

肝风心火因热相合二藏交争其气蓄灼而

一肾水不能制二藏者也又肝主筋父目热

則筋縮急、而風乘之則發搐、手足不能有所
制、風相牽引而目上視也、其有左右搐者、各
以其偏勝也、醫使此為蛇蜈蚣等藥是治標
而不治本也、故鐵用瀉青丸主肝風、方見驚門十
導赤散瀉心火、方見驚門十 此醫用之上藥也、
全惠治小兒急驚風四肢抽掣拘急壯熱、或
則一㗂天麻丸方、

天麻 此三味各細研　雄黃　天竺黃

射香　烏蛇肉　蟬殼

乾蝎　桂心　天南星

白芷　　白附子　　臘粉

半夏湯洗七次去滑　已上各乙尒

右件藥並生用，擣羅為末，都研令勻，煮枣

肉和丸如菉豆大，不計時候，以薄荷酒下

三九，兒大小，以意加減。

聖惠治小兒急驚風，遍身壯熱，心多驚悸，睡

卧不安，手足跳製，骨膈多涎，犀角丸方。

犀角屑　　牛黃　　腦射

天竺黃研　天麻　　天南星

白附子製　桂心　　蟬殼

烏蛇肉　乾蝎（與水銀結砂子細）　鈆霜

水銀　硫黃（研已上各乙分）

右件藥並生用擣羅為末入已研藥再研

令勻煉蜜和丸如菉豆大不計時候以薄

荷湯下三丸量兒大小臨時加減

圣惠治小兒急驚風遍身壯熱筋脈不利手

足抽掣口噤面青痰涎壅滯及府氣所攻肌

体瘦弱定生丸方

又

雀兒飯甕（內有物）　蛇頭（金酥灸令焦黃各乙）

烏蛇（去皮半又酒浸者以骨炙令黃）

猪牙皂角 去皮子涂酥、炙令 天麻

乾蝎 炒微 焦黄、去子、 瓜蒂 天南星

青黛 朱砂 脑射

雄黄 牛黄 已上六 水细研 蜣螂 翅足 各 微炒去

臕粉 曲头棘针 熊胆 已上各 已上 分

蓢芦 去芦 半夏 汤洗七 遍去 骨各半分

右件药捣罗为末，以猪胆汁和，丸如菉豆
大，每先以温生姜汤研一丸，灌左鼻内得
嚏后，以生姜薄荷汤下三丸，量儿大小，以
意加减。

全蠍治小兒急驚風、四肢搐搦、涎沫、身熱如
火、心神驚悸、發歇不定。救生丹方。

龍腦　　牛黃　　雄黃

朱砂　　蘆薈　　胡黃連　末

鈆霜　　射香　　天竺黃

曾青　　真珠　　犀角

乾蝎　末、已上各乙分　　金銀箔　各十片

雀兒飯甕　三七枚內有物者

右件藥，都研為末，五月五日合和，用大活

蟾十枚，於眉間各取酥少許，同研令勻，入

1128

飲和丸如彈子大，著篦椀內，用黃梢沾蝎

四十九枚，九，著椀內，令藥彈丸，觸蝎毒螫入

藥內，候毒盡放蝎然後重研藥彈令勻丸

如菉豆大，不計時候，以薄荷汁先研一丸

滴在鼻內，男左女右，候嚔即以薄荷酒服

兩丸，量兒大小，以意增減、

圣惠治小兒急驚風，四肢抽掣牙關緊急頭

熱足寒雄黃丸方、

雄黃　　　乳香　　　朱砂

牛黃　各乙　射香　　白礬　灰

鈆霜　熊胆　喝稍 各半分 微炒

蟾酥 少

右件藥都研為末以糯米飯和丸如菉豆
大不計時候以溫水化三五丸服之量兒大
小以意加減

聖惠治小兒急驚風神效蝎尾散方

蝎尾二十一枚生用　白附子尖二十七箇生用

膩粉研入　附子尖二七箇生用

臌粉研入　天南星底用生

半夏底湯洗去滑

烏頭尖各去皮生用二七枚

右件藥搏細羅為散，每服以薄荷湯調下

半字，若兒在百日內者，一字可分為四分

如要作丸，即以枣內和丸如菜豆大，以為馬

蘭草湯下一丸，臨時看見大小加減。

聖惠治小兒急驚風返魂丸子方

独角仙二枚，去翅足，於瓷合內燒，勿令煙出，研為末。

白殭蚕微炒　白附子炮　天南星

乾薑裂炮　牛黄研　青黛研

甜草歷紫色　烏蛇肉炙令黄　朱砂细研水飛过各半又

右件藥搏羅為末，用猪胆汁并蟾酥如江

豆大和丸、如栗米大、先以酒化一丸、滴在
鼻中、郎以酒或水下二丸、若不嚏則不在
下藥、

圣惠治小兒急驚風定命丹方、

独角仙 去皮翅足 半不

桑螵蛸 一枚

牛黄

青黛 研各細

白附子

乾蝎梢

天漿子 七枚

蟾酥 大江豆

犀角屑

天竺黄

雄黄

天南星 細

朱砂 細研飛过水

射香 研

龍胆 半兩去苗 各細

膩粉 分各乙

右件藥並生用，捣羅為末，以豮猪胆汁和

九如黃米粒大，每服先以溫水化破一九，

吹鼻内得嚏五七声，即以薄荷水下二九，

量兒大小，以意加减，

至患　治小児急驚風壯熱，筋脈拘急，腰背强

硬，時發搐搦，牛黃九方，

牛黃　並細

射香　研

乾蝎

晚蚕蛾　炒　微　波斯青黛　研入　各

蜻蜋　灸微　蚱蟬　灸去翅足各三枚

右件藥，捣羅為末，以糯米飯和九如麻子

大二二歲兒，每服用薄荷湯下三丸、三四

歲兒，每服五丸。不計時候，量兒大小，以意

加減服之。

聖惠治小兒急驚風，天漿子丸方

天漿子 一七枚，內有物者

射香 研令細

白附子 炒

牛黃

犀角屑

半夏 湯洗七次去

乙分

蟾酥 乙分

豬膽 取汁一枚

右件藥，擣羅為末，用麵糊入膽汁同和丸

如黃米大。不計時候，以薄荷湯下三丸，量

兒大小，以意加减。此方与慢鷩丸乃门中壁，惟麝香元味同，而分两不同。

圣惠又方

天漿子二七枚内有物者研别　白附子　天南星裂盖炮　乾蝎微妙各乙分　皂角子大　乌驢耳塞

右件藥搗羅為末，研入驢耳塞，令勻，用糯米飯和丸如菉豆大，不計時候，以熟酒研三丸服之，量兒大小，以意加减。

圣惠治小兒急鷩風化涎鎮心牛黄丸方

牛黄（研細） 臘粉（細研，各）

半夏（湯洗七次。） 天南星（炮裂） 射香（乙分）

朱砂（水飛过，又細研） 天浆子（内有物三七枚）

蚱蝉（微炒，足各乙分，去翅）

右件藥捣羅爲末，入細研藥令匀，用燒栗米飯和丸如黍米大，不計時候，以荆芥湯下五丸，量兒大小以意加减。

圣惠治小児急驚風，手足抽掣，白附子丸方。

白附子（炮裂） 白殭蚕（微炒） 牛黄

射香（研，益） 甜葶藶（令隔紙炒紫色） 乾蝎（炒微）

蜣蜋（微炒去翅足，各乙分）

1136

青黛 细研 各 乌蛇 肉 炙令黄 三分酒拌

蟾酥 半分 天浆子 内有物者 二七枚

朱砂 水飞过 半分细研

右件药捣罗为末，以猪胆汁和如圆菉豆

大，每先以冷水研一丸，滴入鼻中候嚏一

两声，便以温水研三丸服之，或吐出黏涎

得睡，便差。

圣惠，治小儿急惊风，身热口噤，四肢拘搐，龙

脑九方。

龙脑　　　雄黄　　　芦荟

下吐陳本作壯

牛黃　　　金霜細研　　丁香

木香　　　犀角屑　　　天漿子

胡黄連　　蝎尾　　　　白花蛇皮酥炙
令黄巳上　各乙分　　　蟾酥研入

右件藥擣羅為末煉蜜和丸如梧桐子大

每眼以桃心湯研下三九量兒大小加減

服之。

圣惠治小兒急驚風口噤手足抽掣眼目直

視多吐涎沫四肢吐熱鶴壽丹

天漿子七枚內有物者微炒　　蟬殼二七枚

1138

牛黃　青黛　射香　研各細

蟾酥　研入各　朱砂　細研水　防風頭　去芦

烏蛇　酒浸去皮骨，炙令黃，各半叉　蚕紙　烧灰

地龍　微炒

三叉

右藥擣羅為末，煉蜜和丸如黍米大，不計時候，以新汲水，研下三丸，量兒大小，以意加减、

聖惠治小兒急驚風止熱吐涎、紅丸子方

朱砂　飛过細研水　蝎尾　微炒，各　臈粉　乙

巴豆　五粒去皮心　五粒紙裹壓去油

1139

右件藥研為末,用麵糊和丸,如黍米大,不
計時候,以桃仁湯下二丸,量兒大小加減
服之,

圣惠治小兒急驚風,搐搦不止,抵圣丸方

白附子

半夏　　天南星　　白殭蠶　　赤箭 各乙

腻粉 研入　　烏蛇肉 又 各半　　蚰蜒 分

右件藥並生搗羅為末,用酒薄荷汁各半
盞同熬為膏和丸,如菉豆大,不計時候,以
溫酒下三丸,看兒大小加減服之,

圣惠治小兒急驚風、口噤搐搦、多涎悶亂蟾

酥丸方

蟾酥研入　　　　　腦麝並細研　朱砂二分細研
青黛一分細研　　　白附子裂化　乾蝎一分微炒各

右件藥搗羅為末，都研令勻，以豬膽汁和
丸如菉豆大。先用奶汁丸破一丸，滴在鼻
內，良久如嚏得數聲，即便以薄荷汁下一
丸。不嚏者難治，看見大小臨時加減。

圣惠治小兒急驚風痰涎，口噤牙足抽掣，朱

砂丸方

朱砂研細

犀角屑　铋霜研

天南星　白附子裂並炮　半夏湯洗七次

細辛　桂心三分酒浸去皮　白殭蠶炒微

乾蝎微炒各　烏蛇三分炙令黃

巴豆七枚去皮心研紙裹壓去油

右件藥搗羅為末一半用无灰酒一中盞

熬為膏入其余藥末同和丸如菉豆大每

服生姜自然汁少許入竹瀝一合暖令溫

下二丸量兒大小加減服之

圣惠治小兒急驚風心胷痰涎壅悶口噤手

1142

足抽掣、水銀丸方

水銀研令星盡 入少許枣肉

天南星裂地 微炒各 乾蝎乙分

右件藥捣羅為末同研令匀、用枣肉和丸

如黍米大不計時候、煎乳香湯下五丸、量

兒大小以意加減

聖惠治小兒急驚風、牙関緊急、筋脈抽掣、腰

背強硬、口内多涎、雄黄丸方

膩粉

雄黄研 射香 朱砂

牛黄研各細 水銀用枣肉研令各乙不

腻粉 三不

巴豆 七枚去皮心研
纸裹压去油

半夏 二不汤洗
七遍去滑 微炒

天浆子 十枚内
有物者

右件药都研为末，以水银膏同研令匀炼

蜜和丸如黍米大，不计时候以温酒下二

丸，量儿大小，加减服之

怪恶治小儿急惊风化涎除搐搦百令九方

黑铅 水银然作砂子细研
与黑铅二味同研

天南星 白附子裂炮乾蝎

蝉壳炒 各微 天南星 各微 天麻 牛黄乙分细研 各

射香细研乙分

右件药捣罗为末糯米饭为丸，如黍米大

不计时候温酒三丸

圣惠治小儿急惊风多发搐搦，或夹食腹痛，

面色变青，或大小便不通真珠丸方

真珠末

白附子末　天南星半末各

滑石末　臁粉各乙分

巴豆三十粒去皮，水浸三日，取出爆乾，研如膏，

右件药都研令匀，以糯米饭和丸如黄米

大，百日已上儿以葱白汤下一丸，一岁两

九、三四歲兒三九、更量兒大小、看病虛實

加減服、

聖惠治小兒初生及月內急驚風客忤邪氣

發歇搐搦涎聚上壅、虎睛九方

虎睛 乙叶酒浸炙 先搗末

青黛 各細研 臕粉 各乙 牛黃 半兩

乾蝎 微妙 七枚 射香 半分 細研

右件藥都細研令勻用蟾酥半錢以新汲

水少許浸化如麬糊搜前藥末丸如麻子

大、初生及月內即以乳汁化下一丸、百日

1146

己上兒二九、足一歲兒、薄荷湯下三九、更
量兒大小、加減服之、

圣惠治小兒急驚風甚者、宜服追風九方、

川烏頭 炮裂去皮臍 　　白殭蚕

乾蝎 並微炒 白附子 乾姜

天南星 各半分 各半分 炮裂

右件藥、擣羅為末、煮槐膠和九、如黍米大、
不計時候、以溫酒下五九、量兒大小、以意
加減、

圣惠治小兒驚風頭熱足冷、口噤面青筋脉

凤
丹

抽掣、多疾涎、痰状甚者，宜服宣风丸方。张佐佐啖。

巴豆七枚去皮心研纸裹

巴豆一分炮裂去油张渔用五箇

川乌头胸张渔用一枚炮裂去皮　白附子

天南星裂并炮　肌粉乙分　研入各

右件药捣罗为末，入巴豆腻粉同研令匀，
以枣肉和丸，如黍米大，不计时候，以薄荷
汤下一丸，量儿大小，以意加减。

圣惠又方

牛黄　射香　青黛　各乙分

1148

硫黄分半　巴豆三枚纸裹压尘去油心研

右件药都研为末，以软饭和丸，如黍米大，

不计时候以温水下二丸，量儿大小，以意

加减。

圣惠治小儿急惊风搐搦口禁乾蝎丸方

乾蝎炒微　腊月紫矿护干细切炒令焦黄一对润

砒霜一分　真殊末一分　虎睛浸微炙

右件药捣罗为末，用鸲鹆泉脑髓和丸如麻

子大，不计时候以乳汁下一丸，神劾二岁

已上，加九收之。

圣惠治小儿急惊风化痰涎，定搐搦，利藏腑

青黛丸方

青黛　各乙

半夏　汤洗七次焙乾

甘遂　末

蟾酥分　各乙

腊粉

脑

射分　各乙

右件药都细研用汤化蟾酥和丸如粟米大每眼以薄荷汤下二丸微泻是效未泻再服量儿大小加减服

圣惠治小儿急惊风痰涎壅毒壮热腹胀天

南星丸方

天南星炮裂 水银_{以少枣肉内研令星尽}

朱砂_{乙分细研各} 金银箔_{二十片细研各}

射香_{一分细研} 巴豆_{一枚去皮心研纸裹压去油}

右件药捣罗天南星为末,都研令匀,炼蜜

和丸如黍米大,一岁儿每服以暖水下一

丸,取下恶物为效,二岁已上,加丸服。

九取下恶物为效,二岁已上,加丸服。

青黛_{一分细研} 蛇头_{一枚炙令黄}

白僵蚕_{微炒半夏汤洗七遍去}

圣惠治小儿急惊风青黛丸方

蟾酥_{以器上焙三片如柳叶大滑张渔用一分}

右件藥，捣羅為末，以酒煮麵糊和丸，如菜

豆大。不計時候，以薄荷湯化下三丸，量兒

大小臨時加減。

聖惠治小兒急驚風壯熱煩亂，大便結澀，續

隨子丸方

續隨子 去皮 別研 青黛 芦薈

胡黄連 末 射香 分 各乙

右件藥，都細研，以糯米飯和丸，如梧桐子

大，不計時候，以薄荷湯，或溫水化破一丸

服，未差再服。

圣惠治小儿急惊风，烹去心间涎，朱砂丸方

朱砂 各乙　砒霜 各乙　豉 粒三百

皂角一寸，灸，巴豆十五枚去皮心，研，纸裹压去油

右件药先研朱砂砒霜为粉，次入豉巴豆

都研令细，以枣肉和，丸如黍米大。一二岁

儿，每眼以温水下一丸，脹得吐泻为效。

圣惠治小儿急惊风，喉中涎吐不出，嚼不入

坏涎丸方

水银 研令星尽　　　以少枣肉

朱砂 各二分　粉霜

雄黄　甘草 各半分

1153

右件药都细末，研以糯米饭和丸如黍米
大，每服以梨汁下二丸，化涎尽为度。

圣惠治小儿急惊风，化顽涎利胸膈，水银丸

方

水银　以少枣内
研令星尽用

天南星　生用各
乙分

蜘蛛　去足
半两生用

右件药捣罗为末以枣内和丸如菉豆大
不计时候以薄荷汤下两丸，量儿大小以
意加减。

圣惠治小儿急惊风，劫碧霞丹方

硫黄半分　　　　腻粉一分　　青黛一分

巴豆七粒研去油

右件藥都研令細用軟飯和丸如黍米大

不計時候以薄荷湯下二丸量兒大小加

減服之

圣惠治小兒急驚風搐搦墜涎抵圣丸方

水銀半兩　　　　射香半分　　天南星生用一枚又

右件藥擣天南星為末次入水銀又以石

腦油同擣硬軟得所又以射香擣三二百

杵丸如菉豆大不計時候以薄荷湯化破

一丸服之，量見大小加減、

圣惠又方

天漿子 生用 三枚　朱砂 末乙 水　乾蝎 生用 七枚

右捣羅爲末，以軟飯和、丸如栗米大，不計

時候，以荊芥湯下二丸，量見大小加減服

大醫局牛黃金虎丹、治小兒急驚風、

牛黃 研三　雄黃 五十两 水飛一百

天南星 如尢牛胆汁和作餅子，焙乾 為末，用牛胆即而 申法酒蒸七晝夜　天竺黃　腻粉 各研二 十五及

白礬 細研 水飛　天雄 炮裂去皮臍 一十二分

生龍腦 又研五

1156

金箔 八百片 为衣

右为末，炼蜜搜和，每一两半作十丸，以金箔为衣。治急中风身背强直，口噤失音，筋脉拘急，鼻乾面黑，遍身壮热，汗出如油，目瞪唇青，心神迷闷，形体如醉，痰涎壅塞，喉中如拽锯声，每眼一丸，以新汲水化灌之，扶坐使药行化，良久续以薄荷自然汁更研化一丸灌之，立愈。凡感冒风暑多涎，有风之人宜常以此药随身备急，觉眼前暗黑，心膈闷乱，有涎欲倒，化药不及，急嚼

1157

一九、新汲水下、小儿急惊厄、一岁儿服茉

五大一九、薄荷自然汁化灌之、更量岁数、

临时加减、有孕妇人不得服、

钱乙小惺々九、解毒、治急惊风痫潮热及诸

疾虚烦、棄毒上攻喉渴、

腊日取东行母猪粪、烧灰、存性、辰砂、水研

蛇黄、水飞研乾用各半两

脑射尔各二　牛黄别研

右以东流水作麵糊、九桐子大、朱砂为衣、

每服二三岁两九、镌、是研破温水化下、小

兒才生便豆眼一丸、除胎中百疾、食後

錢乙利驚丸方　治小兒急驚風

輕粉　青黛 各二　天竺黃 末二

黑牽牛 生末又 半

右同研勻、蜜丸、豌豆大、一歲一丸、溫薄荷

水下、食後、

錢乙金箔丸、治急驚涎盛、

金箔 二十片　天南星 別炒　白附子 炮

防風 去蘆頭　半夏 湯洗七次切焙 乾秤各半兩

雄黃　辰砂 各一　生犀末 分半

1159

牛黄

腦射 去物研 各半分巳上

右為細末、姜汁麵糊丸麻子大、每服三五
九至一二十九人參湯下、如治慢驚、去龍
腦服、无時、

錢乙龍腦散方、

大黄 蒸

半夏 湯洗薄切用姜汁浸一宿焙乾炒

甘草

金星石　銀星石

寒水石

禹餘粮　不灰木

青蛤粉

右各等分同為細末、研入龍腦一字、再研

匀、新水調一字至半錢、量兒大小與之、通

解諸毒、本旧方也、仲陽添入甘松三兩枝

藿香葉末一錢、金牙石一分、減大黄一半

治藥毒吐血、神妙、

張渙已風丹方、祛風退急驚、

白殭蠶　　　乾全蝎

防己　　天竺黄研細　釣藤各乙

白附子各半

右件為細末、錬蜜和丸、雞頭大、每服一粒、

至二粒、點射香荆芥湯化下、

張渙急風膏方、截急驚風、利胷膈、

好朱砂 半丹細研

乾全蝎 二七筒 水飛焙乾

青黛 乙分 別研

右件都拌匀入腦子半錢研細、用軟飯和

成膏、如皂子大、每服一粒、煎人參荊芥湯

化下。

天漿子 炒為末

臘粉 乙分

張渙軟紅膏方、治急驚潮搐涎盛者。

天南星 一又生用別

水銀 乙分同用真石腦油

乾蝎梢 為細末十九枚

朱砂 研水飛細 半丹

1162

右件一處拌勻，入腦、射各乙分再研，棗內和於石臼中，搗三五百下，硬軟得所，成骨。如皂子大，每服一粒，煎薄荷湯化下，神聰。量兒大小加減。

張渙碧霞丹方治急驚膈實涎盛者。

硫黃　　臘粉

朱砂　各乙分　　細研水飛

研

青黛　各細　研

巴豆　五粒去心、膜出油別

右件一處都研令細，滴水和如黍米大，每服五粒，以薄荷湯下，量兒大小加減。

1163

殄澼金箔膏方、急治、急驚、大便不通者

金箔 十片 别研

粉霜 别研 以枣肉少許 水銀 研令星盡

水磨雄黃 研 乾蝎 末取

朱砂 飛研 各一分 研細水

右件都研為細末、取鵝梨汁和、如菉豆大

每服二粒至三粒、射香湯化下、

殄澼銀箔丹方、治急驚伏熱潮發者

銀箔 别研 十片 續隨子 去皮

青黛 末一

芦薈 别研 胡黄連 末各一分 射香 末少

右件同研匀細、心糯米飯和、丸如菉豆大

每服一粒至二粒，煎薄荷湯下，量見大小

加減、

張渙虎睛丹方 治急驚仆搦挾痰者

虎睛 乙對酒浸乙宿微炙為末

粉霜 研

青黛 研

續隨子 研

乾蝎

真珠 乙分

射香 研乙乂

右件都拌勻研細，以軟粳米飯和丸加秦

米大，每服五粒至七粒，薄荷湯下，更量大

小加減、

張渙追風丹方 治急驚潮發至困者、

乾姜炮微

白附子　白殭蠶微炒黄各半丨

大川烏頭一枚炮裂去皮臍　天南星炮裂各乙分

右件搗羅為細末煮槐膠和丸如黍米大

每服十粒溫酒下童兒大小加減

四十八候牛黃丸治急驚乃熱夜啼

朱砂分二　乳香　酸枣仁各乙分

雄黃醋煮二不

右為末滴水丸如梧桐子大每服一粒金

銀薄荷湯下

石壁經三十六種、治急驚風釣藤散方、

釣藤　天竺黃　犀角屑

蟬退　甘遂煨　甘草炙

右谷等分為末、每服半錢金銀薄荷湯調

下、日進四眠

石壁經三十六種、治急驚又方、

釣藤炙乙　胡黃連　消石別研半分

甘草分

右為末、每服半錢麥門冬熟水下、

惠眼觀證睛鷟膏、大治急驚几中驚後涎壅、

亦豆服之

赤脚蜈蚣一条　轻粉子四匣　巴豆去油七粒不

永结卅二　用四ケ枣　白附子火四十简　蝎梢十四简

青黛水二　射香研少許

右为末於永枣内内都研匀、每服一皂大

薄荷汤磨下、如小儿延七歲氣盛涎多須
加倍服之

刘氏家傳一星散、治急驚如傷風巳亦可服、

川烏夫二炮七简　天南星浸一宿一介炮水　乾蝎生二七全二七　朱砂水一

右為末急驚不問大小、金銀薄荷湯下半

錢見吐為驗、如胃脘无涎只見汁出為驗、

後用熟水洗妳與吃後吃和氣藥、

木香 生　　人參 各一　　丁香 七粒

甘草 炙少許

右末之、飯飲調下半錢、

劉氏家傳小兒急驚手足抽搐眼倒妳不下、

定命散

蠍金 二箇大者生為末　　蝎梢 七箇

乾全蝎 一箇　　臙粉 抄一大分　　朱砂 重一分

1169

射許少

巴豆七粒去皮心膜，不去油細研

右為末，急驚癇疾末滿歳只一字，金銀薄荷湯下，冷水調亦得，如初生至三五日，皆可一字以下，服藥後良久有吐涎下未典，拭却口内涎，暖慶盖卧，汗出為度，不得當風吹，看良久瀉一兩次即安

孔氏家傳治小兒急驚風只用銀液丹下之

立效

黑鉛半斤，錬十遍秤，取三又再於銚子内，砂子分為塊，以毋草十又水煮半，日候冷取出，入乳鉢内研細為度

1170

上色铁粉五两抹乳钵内研以浆水飞过候干杵取三两

朱砂研半两 腻粉二两 天南星为末三两

右件细研令匀，以麵糊为丸，如菉豆大。每服两丸，如有患不计时候，薄荷蜜汤下。日可三服。大人丸如桐子姜汤亦得。赤白痢二豆汤下。小便不通，灯心汤下。霍乱木瓜汤下。

孔氏家传治阳证惊风牛黄丸。

牛黄 片白龙脑 熊胆各半

水磨雄黄半子 骐驎竭 朱砂

1171

木香散 _{合乙}　真蟾酥　射香字 _{合乙}

右一慶研為細末、不入羹、新栗米飯為丸

小豆大常服三九、急病五九、男左女右、鼻

中灌為效、若五七歲五七九、灌鼻內一二

歲至三四歲三四九、灌先以新汲水量多

少化磨破九為汁方灌鼻內

王氏手集治小兒急驚風方

攙猪糞

右掘地坑深尺餘以猪糞攪和水澄清取

一茶脚許以射香服之、主醒慢驚不可用

1172

趙氏家傳治小兒急驚，龍齒膏。

龍齒 研飛过　乾山藥　川甜消

人參　寒水石 炭火煅 水飛　川甜消

甘草 炙各月　朱砂 研一　腦射 各乙

右件為細末，熟蜜和為三劑，三歲兒可服。

雞頭大，用薄荷湯化下。

古氏家傳治小兒急驚鎮心散。

白附子　朱砂 研乙分　全蝎

蠶蠶 各七　琥珀 研半分

天南星 令一个 爛焙乙字　水醋同煎

右細末，入腦射少許，每服半錢，薄荷水調下。

長沙醫者李剛中傳治小兒因熱急搐方

蛇黃 半兩火煅赤，入好醋中，淬一十四遍，候令為細末

雄豬糞 候令杵半兩

夜明砂 秤二分半 細研

右四味合和一處細研，極勻淨器收，周歲已下並用半錢，兩月嬰兒一字，周歲已上一字錢，並用射香湯放溫調灌下，少定末退，再進一服，立效。

長沙醫者鄭愈傳、桃紅散、治小兒急驚風、

大天南星乙箇去心入朱砂二分在南星　內用南星封口上面再用生姜

自然汁和麵餅子裹

慢火內炒熟取出

蝎一箇者

蝎蚵　少許煎乾焙

右件為末、每服一字用金銀薄荷湯調下、

長沙醫者鄭愈傳、水銀丸、治小兒急驚諸藥

不治者、

水銀砂子　黃蘗　末　黃芩　末半夂各乙

風化朴消　天南星　炮末　青黛　夂各乙

全蝎　焙乾十四箇

右件七味同研細，入砂子令匀，浸蒸餅

和為劑丸如黃米大，二歲兒服二丸，溫薄

荷湯下，不計時候服

紫蛇你乙　白殭蠶　紫蛇長　直着此

長沙醫者鄭愈傳，問命散，治小兒急驚發搐，

右件為末，男左女右鼻內搐一字

聖惠灸法，小兒急驚風灸前頂一穴三壯，在

百會前一寸，若不愈須灸兩眉頭，及鼻下人

中一穴，炷如小麥大，

慢驚風第三

圣惠論夫小兒慢驚風者由乳哺不調藏腑
壅滯內有積熱為風邪所傷入舍扵心之所
致也其候乍靜乍發心神不安吐血痰涎身
体壯熱筋脈不利睡卧多驚風熱不除變化
非一進退不定荏苒経時故名慢驚風也宜
速療之
茅先生論小兒生下有中慢驚風者雙目上
視双手搐搦上喘喉中涎響乍靜乍發心神
恍惚不記人事此候因驚橫心舍而成有因
吐瀉而成有大患痢而成有久瀉痢後脾虛

吐陳本作障

風邪所干，乘虛致此者，如見此候，急用小便和酒調膃鷺膏，方見本一服須臾搐定，即吐兩盞以未青沫黏涎，或三五盞已未方得少甦。怎進匀氣散兩服，方見胃中不和門中胃氣喉中由有一二分余涎，即下朱砂膏，方見門中次日下醒脾一分余涎，即下朱砂膏，方見門中次日下醒脾嚴三服，有二方一方見胃氣不和門鎮心丸兩眼，方見一切若眼熱不退，即下大附散，方見本門三日內即安，如見昔母搖頭噦舌出口中。咬㑊，眼吐涎出偏搐，死候也，不治。

錢乙論慢驚因病後，或吐瀉胖胃虛損，遍身

冷口鼻氣出亦冷手足時瘲凝昏瞤瞤露睛

此无陽也蘇藇湯主之門中方見本凡急慢驚陰

陽其證切亙辨而治之急驚合涼瀉慢驚合

溫補世間借方多不分別悞小兒甚多又小

兒傷於風冷病吐瀉醫謂脾虛以溫補之不

已復以涼藥治之又不已謂之木傷風醫亂

攻之肉脾氣即虛胃不能散外不能解至十

余日其證多睡露睛身溫風在脾胃故大

便不聚而為瀉當去脾間風風退則利止宣

風散主之門中後用史君子丸補其胃末方

見亦有諸吐利久不差者，脾虛生風而成慢驚。

錢乙論陰癇壞病云，東都王氏子吐瀉，諸醫藥下之，至虛，變慢驚，其候睏露睛，手足瘈瘲，而身冷。錢曰，此慢驚也，與栝蔞湯，其子胃氣實，即開目而身溫。王疑其子不大小便，令諸醫以藥利之。醫用八止散等數服，不利，而身復冷。令錢氏利小便，錢曰，不當利小便，利之必身冷。王曰，已身冷矣。因抱出。錢曰，不能食而胃中虛，若利大小便即死，火即脾腎俱虛。

當身冷而閉目、幸胎氣實而難裹也、錢用益

黃散、方見胃氣吏、君子丸四服、方末令微飲

食、至日午果能飲食、亦以然者、謂利大小便

脾胃虛寒、當補不可別攻也、後又不語、諸醫

作失音治之、錢曰、既失音、何問目而能飲食

又乎不禁而口不緊也、諸醫不能曉、錢此地

黃丸補腎、方見虛門中所以然者、用清藥利小便

致脾腎俱虛、令脾已實腎尚虛、故補腎必安、

治之半月而能言、一月而噦也、

錢乙論慢驚得於大病之餘、吐瀉之後、或悸

承轉致脾胃虛損、風邪乘之、凡小兒吐瀉不
止即成慢驚、且
速、似搐而不甚搐、此名似搐、而精神慢、四肢
治慾
與口中氣皆冷、睡露睛或胃痛而啼哭如鴉
聲、此證已危、盖脾胃虛損故也。
張渙論、小兒急驚風不除、進退不定、荏苒經
時作、靜作發嘔吐痰涎、潮搐甚者、名慢驚風
病宜速療之。
秘要指迷論凡小兒初生下不啼、日數或忽
患慢驚醒、睡後四肢厥冷、不知人事、但心中微
暖即用側子湯服。

五闷贯真珠囊小儿慢惊风候凡慢惊风身

体不火热似困而不睡闷闷惊哭不止不肯食

乳,此为慢惊风之候,困风盛而生也。

茅先生小儿受慢惊风候歌。

眼睛上视是风惊手足频频搐不定喉

内涎鸣先取转化涎不下请量情

茅先生小儿慢惊死喉歌。

慢惊风候賫难医遍咻舍沉肚热时膈

卧多惊心不稳手牵脚搐喘相随,茌苒

时多为此候,速令下药莫迟疑。

1183

玉訣小兒慢驚虛風候歌

長噎醫齒面青王、唲乳凝、高胃氣傷風

盛涎高生搐搦瀉痢頻々色不常

此患先調其氣後、退驚風、次下涎、調藏腑、

即无愳也、

石壁經三十六種慢驚將發候歌、

未發經時先好眠、四十八候云、殊發慢驚先重眠、

眠中吐舌又搖頭面青觀髮如針立、鳳

經云驚髮面紅毛髮立、

壯熱通身脚似鉤、鳳髓經四十八候云、更如手足一如倒此

1184

候多困，傷寒先治。或姊母動，即作不定，是

發熱或作吐瀉，又復被寒邪，苦楚漸

々多腦少汗，不食乳，手足軟弱，或

帛曲硬，此當出汗，醒脾去吃，即愈

吐乳作醒生氣息，額中千顆汗珠流通，

腸表汗見當差，若取之時瀉不休，_{仍須}先汗

後下其下，旋々下之，不可太

極并兩少溫藥，生胃氣，

此病冷氣傷腠理不通，蘊結為大患未發

先因及發面青頭額有汗吐乳腥臭，若有

此疾先解表後用蚵蟖丸，_{方見}一切一二，瘑門中

服肥大若微興下，次調氣即安，如此不退

成慢脾風也。

1185

鳳髓經於此欬亦同有注云先典趜煎散表

方見夾驚門
方見急慢
伤寒門七次烏犀膏散醫凡門中

石壁經三十六種慢驚止發候欬

惡心終作便生驚吐濕頻々氣上侵舌

赤唇紅双眼閉　鳳髓經此三句云吐濕惡心霍乱吐乳

唇緋双目閉，搖頭髮直一如針，主日傷於胃経内熱

寒氣乃表，發毒氣内滿傷於失治則主

初感呀以，多吐或濕渴不止遂或不

多困々宣則發搐奈半月十日不愈亦不

時發手足微動奈半月十日不愈亦不

能絶多无汗遍身乾

琛當醒脾發汗去驚

悶生氣急搐双脇，口白生瘡命不任此

候未生豆早治，涎潮肺腑更难禁，凤髓经此
一句乃云有疮胃闭命沉々，若气急则
两睑微匋々则气短而端也，更一句用
冷药太甚遇毒气伤脾胃损致令口中
有疮出若赤有可治，白疮满口如珠子
若日直视睛不转满
嗌黑色无光必死

凤髓经此一篇云，小儿吐泻後成慢惊风慢
脾风仍注云，如口未生疮不妨先與白鹤丹
方见本门中 次神白散 临门中
小儿形证论四十八候吐泻傳慢惊歇後说
云，此候發時先吐逆醫人不識却将調榮衛
药與服致令口生疮成恶候，先将蚰蜒九，见方

一切痫，下冑膈風涎，不吐後調氣，

門中

惠眼觀證說云，慢驚形候，乍靜乍發，或吐或

馮或因著撲或以患疴脾胃乘虛而作，若見

內掌啼聲有淚，手足微微掣動，急下慢脾湯

藥及以鮋湯丸利之，方見急慢至次日調氣

魚進醒脾平胃化涎湯藥調理，若先潮熱後

口相牽一边，手足只摘一边，喉中作拽鋸之

声不啼无泪，此候不可治，三日中死，後眼

生障膜膜而五藏絕也，

長沙醫者劳問中說云，陰靜而緩，陰慢而遲

钱述慢惊得於大病之餘、吐瀉之後、或惊眼服

冷藥取轉、而腸胃虛弱、風邪乘之、似搐而不

甚、搐似睡而露睛、手足瘈瘲、或作鴉声者、此

証也危、盖脾胃虛損故也、是乃太陰脾足陽

明胃、表裏俱虛、相合受病、風溫所勝也、人皆

以胃氣為本、胃者水穀之海、脾之大源、乘納

水穀、清者為榮、濁者為衛、脾氣像上而居中

洲、氣血循環、以灌四傍、今小兒氣血未定、五

藏方成、復因乳哺不調、冷熱相搏、而致吐瀉

以而不差、脾胃俱虛、風邪內乘、故面青昏睛

1189

腦、口、鼻氣冷，手足瘈瘲，医或以鉄粉水銀龍

腦朱砂之類是把薪而投火也。故錢用青州州

白圓子末、金液丹末量以輕重泰以分数二

物和合末飲調之，以主脾胃候手足温，即漸

減之，復投以醒脾驅風之藥，此鉄之垂教龜

鏡也。又有慢脾風亦與慢驚相似，但分別輕

重丹，亦由小兒脾胃俱虛風邪內乗也。

聖惠治小兒慢驚風壮熱，四肢抅急、痰涎壅

滞發散歇不定，白殭蚕散方

白姜蚕　　蝎尾　　蝉壳

妙　各微

1190

芦荟　　朱砂　　雄黄研各细

五灵脂　　白附子地裂已上各一分　　牛黄

蟾头乙枚涂酥令低黄　　辟宫子二枚涂酥令黄

射香半分

右件药捣细罗为末入研了药令匀不计

时候以薄荷汤调下半钱看儿大小加减

眠之

圣惠治小儿慢惊风心肾疾涎上攻咽喉如

呼身体壮热筋脉拘急或时发渴抽掣龙脑

严方

龍腦〔細研〕半分　雄黃　麝香

蘆薈　青黛〔代〕　牛黃

天竺黃　朱砂〔細研〕七味並　胡黃連

木香　丁香　熊膽

犀角屑　干蝎〔生用〕　臘粉一分〔已上各〕

右件藥搗細羅為散，同研令勻，不計時候，

薄荷湯調半錢眼之，量兒大小，以意加減。

聖惠治小兒慢驚風狀熱心煩發渴搐搦牛

黃散方。

牛黃　麝香　雄黃

犀角屑微　天麻　白附子炮製

干蝎炒　射香　牛黄一分細研各

肢抽掣犀角散方、

聖惠治小兒慢驚風心神煩熱多驚休瘦四

入鼻中良、

錢服之、量兒大小以意加減煎用少許吹

右都細研為散不計時候以薄荷湯調半

干蝎分半末一　熊膽分半　朱砂研水飛半兩細

犀角末　胡黄連末　白姜蚕一分末各

芦薈　天竺黄　夜明沙炒微

朱砂細水飛　臘粉　晚蚕蛾各半

右件藥擣細羅為散，不計時候煎龍膽湯

放溫調下半錢，量兒大小，以意加減。

聖惠治小兒慢驚風發渴不止牛黃丸方

牛黃　天竺黃研　並細　犀角屑

胡黃連各半兩　芎藭　人參去蘆頭

白茯苓　丁香　釣藤

龍齒一分　龍腦細研　麝香一分

右件藥擣羅為末，用白蜜和丸如菉豆大，

每服以粥飲下三丸，量兒大小，以意加減。

聖惠治小兒慢驚風、或發即戴眼向上、手足
搐搦烏犀散、

烏犀角屑　驢胎耳燒灰　干蝎燒灰

白姜蚕微炒　朱砂　雄黃

射香　牛黃　天竺黃

青黛細研　六味各　丁香已上各一分　羌活半兩　崔兒飯篦五枚

獨角仙去翅足三枚微炙

蚕紙一張若燒灰出了

右件藥搗、細羅為散、都研令匀、不計時候、

此溫水調下半錢、量兒大小加減服、

1195

聖惠治小兒慢驚風及天瘹射香散方

射香

干蝎

牛黄研並細　臘粉

白附子一分

右件藥擣細羅為散不計時候以薄荷汁

調下一字量兒大小加減服

聖惠治小兒一臘後月內忽中慢驚風及魚

事之候朱砂散方

朱砂

牛黄

射香細研各

乾蝎十四枚微炒　雀兒飯瓮二十七枚妙令黄去壳　射香一分細研各

右件藥細研為散不計時候以乳汁調下

半錢，薄荷湯調下，亦得，更看見大小以意
加減。

聖惠治小兒慢驚風墜涎真珠丸方

真珠　牛黃　朱砂

雄黃　腻粉　分各一

右件藥都細研，用粳米飯和丸，如黃米大。
一二歲兒，每服以薄荷湯下三丸，日三服。
量兒大小以意加減。

聖惠治小兒慢驚風脊膊多涎迷悶口噤發
渴搐搦進睡多驚比金丸方

牛黄

射香

雄黄一分　各细研

乌犀角屑

朱砂研细

乌蛇肉黄灸令

干蝎微炒

水银

天南星

羖羊角屑各一分

雀儿饭甕三十枚内有，省微炒

金银箔各二十一片烘水银

三味同研乌砂子

右件药捣罗为末，都研令匀，炼蜜和丸如

菉豆大，不计时候，以薄荷汁下三丸，量儿

大小，加减服之。

圣惠　治小儿慢惊风搐搦天竺黄丸方

天竺黄　牛黄　射香

1198

朱砂 各細研 龍腦 雄黃

芦薈 研 各細 胡黃連 臈粉

熊胆 丁香 木香

犀角屑 各半 雄蠶蛾 炒 拾四枚 金箔 十四片 細研

右件藥搗羅為末都研令勻鍊蜜和丸如

菉荳大、不計時候、以粥飲下三丸、量兒大

小加減服之

聖惠治小兒慢驚風熱、筋脉跳掣、精神昏悶。

風涎不利、宜服天麻丸方。

天麻 干蝎 生 防風 去蘆頭

1199

白姜風 用生　　白附子 生各甘草炙微赤剉一分

朱砂 各並研　　雄黄

射香 各一分並細研　　牛黄

右件藥搗羅為末、研入朱砂等四味令勻

煉蜜和丸如菉豆大、不計時候、以薄荷湯

化破三九服之、看兒大小、臨時加減、

至真治小兒慢驚風、休熱多涎、發渴搐搦、青

代九方、

青黛　　牛黄 並細研　　蝸牛黄 炒令

白附子 炮製　　白姜蠶 炒微　　胡黄連 各一分

烏蛇 壹兩酒浸去皮骨炙令黃

乾蝎 二七枚微炒

朱砂 半兩內細研水飛過

射香 一錢細研

蟾酥 大錢上焙焦 三片如柳枷

狗膽 取汁

右件藥搗羅為末入狗膽汁與糯米飯和

丸如黃米粒大一二歲兒以薄荷湯下三

丸日三服三四歲兒服五丸

聖惠治小兒慢驚風及取風涎積聚牛黃

方、

陳橘皮 白瓤焙

牛黃 研細

甘草 炙微赤剉

黃連 須去

天南星

白附子炮裂去　黑附子炮裂去皮臍　硇砂細研

乾蝎微炒　半夏湯洗七遍去滑各一分　射香細研半分各

朱砂研各細　犀角屑各一分　硫黃細研半兩

水銀別研星盡一爇　金箔二十片

巴豆十枚去皮心膜別研壓去油

右件藥搗羅為末都研令勻以麵糊和丸
如黍米大每服以甘草薄荷湯下三丸至
五丸

聖惠治小兒慢驚風氣有痰壅熱及乳哺
減少丁香丸方

1202

母丁香半錢　胡黄連　臘粉

蘆薈四味並細研　雄黄　牛黄

鈆霜已上各半分　朱砂

射香　青黛　天竺黄研名細

蝎稍微炒　白附子炮裂已上各一分

右件藥捣羅為末取五月五日粽子尖和

丸如菉豆大，不計時候，以粥飲下三丸，量

兒大小以意加減。

聖惠治小兒慢驚風，四肢拘急，心胷痰滯，身

體壯熱朱砂丸方，

1203

朱砂　細研水

射香　研細

天南星

白附子　裂

巴豆　去皮心研壓去油　巴上各半兩微炒名

牛黄　一分

天麻

乾蝎　半兩微炒名

右件藥搗羅為末，煉蜜和丸，如黍米大，每
服以乳汁下一丸，荊芥湯下亦得，量兒大
小以意加減，

聖惠治小兒慢驚風及天瘹驚熱，保命丸方
牛黄　如
青黛
朱砂

麝香　如
乾蝎

白殭蠶
蟬殼　各微妙

白附子　天南星　各炮裂

犀角屑　天漿子　麩炒令黃去殼

天麻一分　各㕮咀半分研入

右件藥搗羅為末，用獖猪膽汁和，丸如菉

豆大，不計時候，用薄荷湯下三丸，又以水

化二丸，滴入鼻中，令連々嚏，後再服，更在

臨時量兒大小增減，

聖惠治小兒慢驚風搐搦，渴不定，喉中涎

壅時作聲，漸覺羸瘦不下乳食，眼澀多睡，朱

砂丸方

1205

右起第一列：

朱砂 細研 研水飛過

雄黃 細研

乾蠍 微妙

水銀 以鈆一分結為砂子各半兩

龍腦 硇砂研各細

牛黃

臘粉一分

已上各

右件藥先研水銀砂子令細與諸藥同研
入棗肉和丸如菉豆大，百日已上兒以薄
荷湯下一丸，一歲兒兩丸，二三歲兒三丸，
取下黏涎惡物為効，此藥慢善不馮但是
虛用瘦悴豆與服之神効。

聖惠治小兒慢驚風精神奇迷疾涎迷上咽
喉中作声，有時口噤發渴撮搦如聖九方。

牛黃 二錢　朱砂　龍腦 細研　三味並

犀角屑　雄黃　人參 去頭蘆

白茯苓 細研 一錢　釣藤　羌活 各一

射香 細研　蟬殼 微炒 二七枚　甘草 微末剉 半分炙

右件藥搗羅為末入研了藥同研令勻以

棗肉和丸如菜豆大不計時候煎犀角湯

化下三丸量兒大小以意加減

聖惠治小兒慢驚風面青口噤四肢拘急七

聖丹方

朱砂　雄黃 並細研　羌活 各一

射香 一錢 細研　白礬蚕　蝎尾 各七枚 微炒

天南星 半兩 炮裂

右件藥搗羅為末，用棗肉和丸，如菉豆大，

不計時候，以薄荷湯下三丸，看兒大小，加

減服之，

發歇作時，保生丹方。

聖惠治小兒慢驚風，多涎昏悶，或口噤撮搦，

朱砂 細研水飛過　天麻　白附子 炮裂

乾蝎 頭尾全者微炒 各半兩

白礬蚕 微炒

乾薑 炮裂

牛黃

射香 並細研 各一分

右件藥捣羅為末入研了藥同研令匀煉

蜜和丸如麻子大不計時候以金銀湯下

下三丸量兒大小以意加減

聖惠治小兒慢驚風搐搦吐涎烏犀丸方

烏犀角屑　羚羊角屑　射香

蘆薈　五味並　雄黃　朱砂

牛黃細研　水一外煎盡為度　胡黃連　丁香　龍腦一錢細研

半夏切破曝乾湯洗一分

天南星炮一兩用酒一升煎盡切破曝乾

右件藥捣羅為末入研了藥更研令匀銚

子内火上化石腦油和丸如黍至大不計

時候以溫酒化下一丸，金銀薄荷湯下亦

得。

聖惠治小兒慢驚風四肢搐搦五靈脂丸方

五靈脂　　　附子炮臍生用去　　天南星

乾蝎各生用用　蟬殼生用半兩

右件藥搗羅為末，以釅醋二大盞，以藥末

一兩同煎成膏，入餘藥末和，丸如黍至大。

未滿月兒，以乳汁化破一丸服，二歲已下

二丸，漸大以意加之，鼻上汗出為効。

聖惠治小兒慢驚風壯熱手足拘急龍齒丸

方

龍齒各一 朱砂研細 白芨子炒微

水銀分 金銀箔三味同研為砂子
二十片與水銀

射香研細 阿魏為度各一錢
麵裏煨麵熟

右件藥搗羅為末都研令勻鍊蜜和丸如
黍米大每服以溫酒下三丸量兒大小以
意加減

聖惠治小兒慢驚風多涎腹脹發渴搐搦萬

靈丹方

牛黄一錢　細研　射香各五　熊膽

膩粉五錢　入盞研　木香一錢　朱砂一分　細研

乾蝎五枚　微炒　巴豆二枚　去皮生研

白附子三枚　炮裂　蟬殻七枚　微炒

右件藥搗羅為末都令研勻鍊蜜和丸如

黍米大每服以薄荷荊芥湯下三丸量兒

大小加減服之

聖惠治小兒慢驚風痰涎悶塞發渴搐搦迴

生丹方

白附子　天南星　白殭蠶
裂各地　　　　　　　微炒

天麻　桃胶乙上各一分

右件藥搗羅為末以爛飯和丸如黍米大

每服以溫薄荷酒下三丸量兒大小加減

服之

聖惠治小兒慢驚風及天瘹夜啼迴瞡丹方

蝙蝠一枚去翼腸

乾蝎一分微炒　各焦黃

射香一錢細研　研　人中白細研

右件藥搗細羅為散入研了藥同研令勻

鍊蜜和丸如菉豆大每服以乳汁研下三

丸量兒大小加減服之

1213

聖惠治小兒慢驚風及伏熱、龍腦丸方

腦麝

天竺黄　　朱砂　　牛黄

犀角各一分末已上　雄黄六錢並　丁香末

蟾酥研入　細研　研入半分

右件藥都研令勻用猪膽一枚別入黄連

末一分入在猪膽內繫却以漿水一椀入

姚子內煮盡取出与藥末和丸如黍米大

一二歲兒以温水下一丸欲喫先用一丸

子研破吹入鼻中得嚏為効

聖惠治小兒慢驚風及天瘹熱痀心驚悸等

玉液丹方、

白附子　　　　　白礬_蟕　各生用　赤箭

臘粉一分　已上各

右件藥以三味搗羅為末入臘粉同研令
勻煉蜜和丸如麻子大、一二歲兒每服以
熟水下三丸、三四歲每服五丸、日二三服、
量兒大小以意加減、

聖惠治小兒慢驚風發渴不定、天漿子丸方、

天漿子黃去殼　麸炒令

蟬殼微炒各二七枚

棘刺微炒三七枚　虪紙燒灰二張　防風芦頭二兩去

朱砂　　射香各細研

右件藥擣羅為末都研令勻鍊蜜和丸如
麻子大一二歲兒每服五丸連夜三服量
兒大小以意加減

聖惠治小兒慢驚風搐搦煩熱犀角丸方

犀角屑　　　射香　　牛黃_{細研}

青黛_{細研}　　地龍_{微炙}　　天漿子_{去殼}

蟬殼_{二七枚}　　烏蛇_{酒浸去皮骨炙令黃}

朱砂_{細研水飛過}　　防風_{去蘆頭}　　蠶紙_{一張燒灰}

蟾酥_{半錢鐵器上焙過研}

1216

右件藥搗羅為末，入研了藥都研令勻煉

蜜和丸如黍米大，每服以溫荊芥湯下兩

丸，先研一丸，著新汲水化，滴在鼻中得嚏

為效。量兒大小加減服之

聖惠治小兒慢驚風上膈多涎精神昏悶射

香丸方

射香　細研

　　半夏　湯洗七次去

白附子　炮裂

　　牛黃　細研各一分

　　犀角屑　三分

猪膽一枚　若

　　蟾酥　如柳菜大兩

　　切　加鐵器上焙

天漿子　十枚去壳

令黃去壳

右件藥搗羅為末，用麵糊和、丸如黍米大

一二歲兒，每服五丸，未差，頻服量兒大小

以意加減。上急驚風門中，至聖天

漿子丸味同而分兩不同、

聖惠治小兒慢驚風，天南星煎丸方

天南星　細剉以水二盞，微火煎至半兩

天麻　各一兩　去浮皮煎半兩

白附子　炮裂

右件藥搗羅為末，以天南星煎和、丸如菉

豆大，三五歲兒，每服以薄荷湯下二丸，五

六歲兒，每服三丸，日再服，量兒大小以意

加減服。

聖惠又方

雀兒飯甕有虫者

乾蝎各三枚 二味微炒

右件藥搗細羅為末、每服以麻黃湯調下　　　　白堊香

一字、日三服、汗出為效、三歲以上即加之

博濟方、治小兒慢驚墜涎安虫、其狀多困以

患脾胃虛弱風邪中入而作此疾、桃紅丸

綠礬半一兩　赤脚烏兩半

右件二味同為細末、作稠麵糊為丸、如兼

豆大、每服用溫米飲下三丸、次喫補虛丸

1219

《博济方》补虚丸

新罗白附子 汤洗去皮 大半夏 两 各一

右件二味，各用白汤浸三日，每日换水二
度，取出焙乾为末，以生姜自然汁着两尔
姜末煎糊和为丸，如菉豆大，每服三丸，温
粟米饮下。

《博济方》治小儿慢惊风搐搦及天痫似痫若

牛黄朱砂丸

牛黄 半钱　朱砂 一钱　蝎梢 二七枚

射香 半两　黑附子尖 三笛　雄黄 少許

巴豆一粒，好者，灯上烧令皮焦，剥去皮，用肉。

右件七味，一處研令匀如粉，以寒食蒸餅和為丸，如蘿蔔子大。濃煎荊芥湯下一丸。以衣被盖，少時汗出，如天瘹搐開口不在，兒後心上，以前蒜蒸下餅子盖之，用手得者，便用苦柳蒸蒜入塩，同杵塗藥一丸。

帛子繁定，更貼一丸化破，入射香少許，以前湯下之，竟口内蒜氣渾身汗出立差。須用端午日令忌雞犬婦人見。

博濟方治小兒体熱，忽發出逆，夜多驚啼，狂苗不解、或泄、或秘变成慢惊、或为疳疾等状。

定搐捐、疗疳病、坠痰涎、镇心神、如圣青金丹。

龙脑 不一

射香

膩粉 不各一

乔墨 牛一 不

史君子 两个以白麪裹慢火煨令麪熟

白麪 不三

青黛 不二

金银箔 如鱼少用各一十片

右件九味同研令細、滴井花水和、圆如雞头大、患慢惊用冷薄荷水化下一丸、服記。須史便睡、々竟立愈後更服三两服、如此小惊着、反急惊、只服半丸以下、慢惊随大便取下涎一合以末，神效。

养生火用，治小儿阴痫多睡，手足冷，时瘈疭。

且视乳食不进，钩藤饮子泽方。

钩藤钩子 三分　白姜蚕 去丝　嘴炒　芎

蝉蜕 去头翅足　蛇蜕 炙

蜈蚣 炙，三枚。　甘草 炙，各一分

右为末，药二钱，水一盏，姜五片，煎至七分，

去滓，量与服，一服作三四次灌，若审是阴

痫，即以药二钱，地过去皮脐附子指面大，

依前煎温服，日三夜二。

養生灸用治小兒陰癇體熱虛瘵多臨方

烏蛇 酒浸軟去皮 骨取肉焙

蝎梢

白附子

白姜蠶 判去絲微炒

蜣螂 五枚去頭翅

青黛 乙上各

蟾酥 一皂子大

右為細末，蜜丸桐子大，湯浸大棗薄荷水化半丸灌兒鼻中，候嚏方可医，用金銀湯化一丸，温眼，日二三。

右方至至末，俊丹治小兒慢驚云，此藥二氣配類陰陽均平，非獨陰獨陽，有天地十和之

氣可熱、可冷、可緩、可急、治人陰陽不調冷熱

相削、榮衛差錯、心腎不昇降、水火不交、養丈

夫女大老壽稚嬰危急症候、並可救治、但一

黯胃氣在焦不獲安、邪熱尖上煩躁、一服之

冷氣攻注痛、一服之、患牖痞寒熱不可忍、醫

邪攻脇注痛不可轉動者、一服之、諸崔亂吐

瀉水穀湯藥不住、一服定、大段吐逆、手足逆

冷、脚轉筋、兩服之、暖氣復生、著熱煩燥、昏塞

旋倒不省人事、一服定甦、己上病證、並不喻

時見效、若瀉痢不問赤白冷熱、量患淺深與

1225

服非時吐逆氣瘕食飲不下已上病每服二
十粒並早晨粥飲下甚者三十粒輕者十五
粒童稚十粒嬰兒三五粒新生一二粒化破
小兒圓驚成癎發渴多日㽞成虛風作慢驚
者三皰五粒併喫兩服之慢驚水非氣衰也
若已絕者亦一時暫生終不救胃氣在雖困
無不救者犬人亦然但是藏腑病一切危急
不識證候者此藥非與常藥一同乃灵聖故
人之宝其色隨四時变动深宜宝秋勿輕妄
傳其妙不可具述列方于後

灵脂　青皮　硫黄 於瓷器内文武火消令匀勿令太过研细慢火炒黄色

消石

陈皮 不去白

太阴玄精石 一两

各二两

右件为末，水煮麺糊为丸，如梧桐子大。

儿如麻子，看大小加减服之。

茅先生小儿慢惊风瘛惊膏方。

青黛 末，好者半钱 次一分匕

川巴豆 二七个 去皮心膜，用冷水浸一宿纸摊乾

全蝎 二七个

轻粉 重半钱

水银 重一钱

右以枣内四个研杀，水银星尽，可入前煎药。

1227

都為末，研成膏，用單裹角，周歲用九，如此

○大者兒大小，加減用之，用童子小便和

酒磨此藥，灌下，如兒子牙噤，口不開，却將

藥三二滴，々入鼻中，其口自開，便灌下藥，

不以通下涎，未便依形候，次看病用藥，

牛先生 小兒慢驚風下涎後伏熱不退，四陽

大附嚴，退伏熱方。

大附子 炮　　人參　　前胡

桔梗 去蘆頭　木香 分一 各半兩

右為末，盆眼半錢，用姜湯調下。

1228

錢乙蒜藜湯，治慢驚方。

蒜藜根 各末二　　白甘遂 末一

右同於慢火上炒焦黃，研勻，每服一字，煎
射香薄荷湯調下，無時。

錢乙宣風散，治慢驚方。

檳榔 二个　　橘皮

牽牛 四兩半生月半炒熟　　甘草 半兩矣各

右為細末，三二歲蜜湯調下半錢，次上一
分，食前。

錢乙溫白丸，治小兒脾氣虛困，泄瀉瘦弱冷

1229

痫洞利、及囟吐瀉或久病後成慢驚身冷瘈

疭方、

天麻 生半兩　白姜蚕 炮　白附子 生

乾蝎 去毒　天南星 焙各乙分

右同為末、湯浸寒食麵為丸、如菜豆大、丸

了仍於寒食麵內養七日、取出 日乾或成便

眼之、每眼五七丸、至三二十丸、定心、前生姜

米飲漸加丸數、多與眼、

錢乙治小兒吐瀉或慎眼冷藥、脾虛生風成

慢驚方、

大天南星一箇重捌玖錢己上者良

右用地坑子一箇深三寸許用炭火五分燒

通赤入好酒半盞在內然後入天南星却

用炭火三兩條盖却坑子候天南星微裂

取出剉碎再炒匀熟不可稍生其冷為細

末每服半錢或一字量兒大小濃煎生姜

防風湯食前調下無時

錢乙又方

半夏一兩湯洗七次姜汁浸半日旺乾

梓州厚朴細剉一兩

1231

右件米泔三升，同浸一百刻，水尽為度，如

百刻水未尽，少加火熬乾，去厚朴只腦半

夏研為細末，每服半字一字，薄荷湯調下

無時。

钱乙钩藤飲子·治吐利脾胃虚風慢驚方·

钩藤 分三　　蝉壳　　防風 去芦頭 切焙

人参 切去 焙　　麻黄 去節 炒　　白姜蚕 炒黄

天麻　　蝎尾 各半兩 甘草 灸

川芎 各一　　射香 研入 一不別

右同為細末，每服二錢，水一盞，煎至六分。

温服，量多少與之，寒多者加附子末半錢

無時

轉過或吐瀉後，為慢驚者，亦治傷寒，用無不

錢乙羌活膏治脾胃虛，肝氣熱盛生風，或取

效。

羌活 去芦頭　　川芎　　人參 切去須

赤茯苓 去皮　　白附子 炮各半兩　　天麻 一兩 酒浸

白姜蚕 炒黄　　干蝎 炒去姜　　白花蛇肉 酒浸芦頭焙乾

不 各一　　川附子 炮去火臍　　防風 切焙

麻黄 各去節秤三分　　荳蔻肉　　雞舌香 香也母丁

1233

霍香葉　　　沉香　　　木香各二

輕粉一字　　珍珠末　　射香

牛黃各半　　龍腦字半　雄黃

辰砂味各別研入

右同為細末，熱蜜丸劑，旋丸大豆大，每服
一二丸，食前薄荷湯，或麥門冬湯溫化下。
實熱急驚勿服，性溫故也。服無時，古今論
雞舌香者，同異紛紛，或以為香棗核，或以
為母丁香，互相排抵，竟無定說，岑忠以謂
最為易辨，所以久無定說者，咸於其名也耳。

古人命藥多以其形似者名之，如烏頭狗
脊鶴虱之類是也，蓋棗核母丁香本二物，
以其皆以雞舌散略適同凡藥物咯同實
異，如金櫻地錦之類不足怪也，如雞舌香
二種各有主療，蓋棗核者得於乳香中今
治傷折藥多用之，母丁香即丁香之老者，
極芳烈古人含雞舌香乃此類也，今治氣
溫中藥多用之，所謂最爲易辨者如此。

張潙射香餅子方治慢驚因吐瀉生風及心
肺中風，尤宜服之。

川乌头炮去　天南星炮

干蝎梢

白花蛇酒浸一宿去皮骨炙乾各半两

干赤头乌蚣二条酒浸酥炙黄

已上并捣罗为细末，次用

朱砂水飞细研　铁粉　乳香

牛黄各一分　好真射香半两令研

右件都一处研细，拌匀酒煮白面糊，候冷

和为饼子如鸡头大，每服一粒至二粒，煎

人参薄荷汤化下，量儿大小加减。

殒澜乌稍丹方治漫鹜因吐利后生风及心

師中風尤宜服之、

烏梢蛇 二兩水浸去
白附子 炮骨　　全蝎　　天麻
半夏 湯洗七次頃　川附子 炮裂去　人參 去蘆
天南星 炮微　防風一兩各　天漿子 二十一箇微炒
右件十味一處用好酒浸二宿取出焙乾
搗羅為細末次用水磨雄黃 辰州朱砂各
一兩同細研水飛焙乾同上件藥十味一
處拌勻入射香二子生龍腦一錢研勻細
糯米飯和丸如黍米大每服七粒至十粒

1237

或十五粒、煎金銀薄荷湯下、神騐、量兒大

小加減、

殷瀾摽蛸膏方、治慢驚久不差

真桑摽蛸　微黃炒　七ケ　　蝎梢

白姜蚕　微炒直者　　　　天麻　半刄

麻黃　去根節　一分　　　鵬砂　研

已上搗羅為細末、次用

朱砂　研水飛半两丙細　乳香　研一分

射香　不合一　　龍腦　不半

右件都一處拌匀、煉密和成膏、如雞頭大

1238

用金箔裹之，每服一粒，煎荆芥薄荷湯化
下。

猴潤青金膏方　治吐利生風變成慢驚。

白附子　　烏蛇梢肉　酒浸一宿

乾蝎梢　　天麻　　青黛代研各一分

川附子去皮臍　射香

天竺黄　一象研

右件先時烏蛇梢肉等五味先擣為細末

次入青黛代射香天竺黄三味拌匀煉蜜成

膏如皂小大煎人參薄荷湯化下。

1239

殭潤大青丹方、治慢驚潮發、荏苒不差、

蝎稍　白附子各一　白姜蚕炒　干蝦蟆烧灰

木香　檳榔分各一　二ケ

已上擣羅為細末次入

青黛代　續断子一分各研

右件同諸藥一處拌勻用糯米飯和丸如

黍米大每服十粒、點射香薄荷湯下、量兒

大小加減、

殭潤寧眼散方、治慢驚潮搐不得安卧、

天南星製炮　人參去芦頭　白附子兩各半炮

1240

乾蝎二十一乾赤頭蝎蚰 乙㕮咀酒浸酥炙微黄

已上搗羅為細末、次用

乳香 血蝎一分各研

右件同諸藥伴匀、每服一字至半錢、用好

酒少許浸薄荷煎湯調下、每見潮搐服之

得眠睡、是驗、次用辰砂膏相煎服之。

張渙辰砂膏方、治慢驚潮搐困甚者、

大附子一个、重六七分、已上、炮去丁臍、去

半子入孔竅中、却用末下附子末

慎滿竅子用末炭火燒存性次用

天南星炮製蝎梢

羌活分各一

1241

右件同捧罗为细末，次用好朱砂半两细
研水飞入诸药内同拌匀炼蜜成膏和如
鸡头大，每服一粒至二粒，点射香薄荷汤
入酒三两点同化下。

猥㳠寸金散方，吐利后生慢惊风及心肺中
风尤宜服之。

蛇头　一个酒干全蝎

赤头蜈蚣酥炙一条

麻黄去根节各一分

草乌头削去皮一枚炮

右件捣细罗为末，每服一字入龙脑半字，
同温酒调下量儿大小加减。

1242

張澍妙至、截治小兒慢驚風、火不差、兩手搐

搦不定、

干赤頭蜈蚣 一條 葱汁浸一宿焙乾

草烏頭尖 二七个 薄荷生姜自然汁浸

射香 少 一日一夜焙乾同捣罗为末 二味各为末

龍腦 研細入前藥拌勻

右件都為末拌勻、每用半字、以筆管吹入

見兩鼻中候、兩手定方可、煎眼諸驚風藥、

九篆衛生薰陸香圓、療小兒虛風慢驚潮搐、

癱瘓安神寬益心氣方、

血竭 半兩 乳香 一分

右件同研細，火上炙為丸，乾時滴水，丸如
酸棗大，每服一丸，薄荷酒化下，煎理婦人
產後血暈，不省人事。

旅舍備用釣藤飲治小兒吐利後，虛羸慢驚
手足時瘈瘲，多睡眼上視，乳食不進方

釣藤釣子參芎三

蟬殼半兩，各炙，去蛇皮

甘草一分炮去足

蜣蜋頭翅足五枚，去

附子炮半兩

右為末，每服二字，水一盞，煎至六分，去滓，
溫分三服，急驚有熱證，去附子不用。

1244

万全方、治小儿慢驚風、及天瘹驚熱、保命丸

方、

牛黄　　腦射　　青黛代

朱砂研各　　干蝎　　的姜蚕

蝉壳少各做　　天麻　　白附子炮

犀角屑　　天南星裂炮　　天漿子麸炒令黄去翅

各一

蟾酥研入

分半分

右件捣羅為末、用猯猪胆汁和丸、如菉豆

大、每服三丸、薄荷湯下、又以水浸二丸、滴

入鼻中、令達々、嚏後再服、更臨時量儿大

1245

小以意加减、

万全方、治小儿慢惊风、四肢搐搦熊胆丸。

熊胆

附子　两

天南星　　乾蝎　三味生用　已上各半

五灵脂　别研过为末

蝉壳　去头足生　用一分

右件捣罗为末、以百沸汤化熊胆五灵脂
二味、入银器中、熬成膏、和入餘药末丸如
菉豆大、未满月儿、以乳汁化破一丸、二岁
已下二丸、渐大以意加之、汗出为效。

石壁经三十六种、治慢惊先宜用解表散方。

尸陳本作節

荆芥二兩

杏仁去皮尖或炒黄
色別研各半兩

京芎二兩各

麻黃去　防風

甘草半兩

赤茯苓三參半

右為末，每服一錢，葱白三寸，姜三片，水一
盞、煎三五沸、連進二服、汗出避風、或煎此
湯調下、如常服葱湯下半錢、慢驚用平凉
藥便宜審細。

石壁經三十六種慢驚將發、用白术麻黃散

方

白术炮　干蝎各一分　麻黃去半月下

1247

右件為末，每服半錢，荊芥湯下，服後忌衝

風，須有汗如水出，再進二一服，如困睡不

省，即豆下琥珀散。

又琥珀散方

上色朱砂　真珠末　芍藥

鈆白霜

右等分為末，每服半錢，薄荷湯調下。

石壁經三十六種慢驚風止發用治心煩噦

惡方，

人參　　甘草 炙

1248

沈香　藿香葉　白术分各一

右件為末,每服一錢,飯飲調下。

鳳髓經白鶴丹,治小兒慢脾風不醒,四肢冷

不食嘔逆,漸生風疾。

白花蛇肉半兩酒浸去皮骨炙黃焦去皮紅　白附子生用二个

白姜蚕絲去　天南星酒煮

天麻　輕粉分各一

右為末,法酒煮麵糊為丸,如此○大,薄荷

湯入酒一滴化下,慢驚用銀粉藥豆審用

之、

惠眼观証甘乳嵌之，慢惊风搐搦先用乳香

甘遂药壓遂之搐九，慢惊风未嵌，下涎，且用

此二药煎眼待涎不声不搐方通利，其方在搐搦门

白附子　　川乌头　先各以一两可烧得　　朱砂　　鹏砂　各并烧存性各一

钱二

脑射　许各少

右为末，薄荷汤调下一钱，至二钱，

国医李安仁傳，酒煎附子四神丹，治小儿慢

惊又治一切虚冷之疾，升降临阳，顺正祛邪

消风冷疾涎嵌结伏滞气，通利关节，破痰败

凝澁奔衝矢經之血接助貞氣坐續胀息補

腎經不足利膀胱小腸祕積固氣定喘止逆

墜煩躁養胃氣療五藏癘擽下虛上壅胷中

痰飲膈腹冷積奔豚氣滯上下循環攻刺疼

痛痺寒冷汗中風痿痺精神昏亂霍乱吐瀉

手足逆冷臨妻傷寒四肢厥冷形寒惡風向

暗恍臥作靜作亂婦人產後諸血氣通濶迷

悶欬絕赤白帶下崩漏不止應久新諸病末

能辨別虛實冷熱證候用藥末效悉且此藥

分勻陰陽氣正便遂安和詳証乃服至不得已服

1251

水窟雄黄　雌黄　辰砂

透明砑横

右四物各半斤並別研，水飛過滲乾，再同
研勻，用燒藥合子一个，省大小，用臨時先
以牡丹根皮燒煙熏合子，令釀煙氣黑黃
色，入前四物在內，約勿離合子口下及一
指，以醋調臘茶作餅子蓋定，與口子口縫
平，用赤石脂泥固濟，合子用合蓋之令嚴
卻用紙筋鹽泥通裹合子固濟，約厚一指
放令極乾，切用炭火燒熱，次加少火燒令

1252

通赤常約令火五斤以末漸々添火氣小

却添至五斤以末照顧勿令炭厚薄不一

可添至三秤得淨去火漸令冷入在地坑

內深一尺巳上用好黃土蓋之候三日取

出打破合子取藥細研約三十兩別入

胡椒 末各

荜撥 末各 七 刀

真赤石脂 末 刀 三

好官桂心 刀 末 六

附子 刀 以好法酒乙斗熬至三升然後入

附子 末為 六 不巳上者炮去皮臍取末十二

糊和煎藥

右九如雞頭肉大、留少酒膏恐藥乾候乾、

輕病每服一粒、重病二粒、主三粒、米飲湯
下空心食前温酒塩湯亦得小兒吐瀉慢
驚、研一粒米飲灌下、如有固冷陳寒宜常
以眠餌如病安愈不得多服、如竟熱渴即
加木香桂末一錢同和服之趙丞相云此
方得之国医李安仁、安仁云此藥比之四
神丹尤為有造化也、

張氏家傳治小兒慢驚方

活大馬閑　一條明底經
三伏著十使著　一條只用上截

直若蜈蚣半余活死皆可

1254

右二味，用藏餅一箇，藏在内泥固済，火烧存性，救研細用，射香薄荷米泔水只作一服，立效。小兒量多少加減。

張氏家傳治中風及脚氣痹弱，不能轉側煎

治小兒慢鶩小續命湯方

麻黃　湯炮三　桂枝　　　　甘草　矢各月半
　次焙乾

防凬半一　赤芍藥　　　　白术

人参　　　川芎　　　　附子皮炮製去膀

防己　　　黃芩分各一　　水

右剉加麻立大，每服五錢以水一盞半，蔥

至一盞、去滓、取八分清汁、入生薑汁、再煎

兩沸溫服、日二服、夜二服、若柔疾自汗者、

去麻黄、夏間及病有熱者、减桂枝一半各

及始春去黄芩、

張氏家傳小兒慢驚虛風羌活膏方、

羌活　　　獨活　　　人參

茯苓　　　防風　　　官桂 巳上各

干蝎 全　　硫黄　　　水銀 半兩

射香 少許

右件八味為末、後將硫黄、於銚子內鎔汁

入水银拌和匀，研为细末，再研细，炼蜜为膏，每服皂子大，荆芥汤化下。

庄氏家传治小儿慢惊风有虚积软金丹方

胡黄连 末

青黛 代 芦荟

香墨 一 末 各 脏粉 外 半

天浆子 三 末 一 射香 字 一

史君子 末 五 ケ

右件为末同拌如粉，炼蜜为丸，如鸡头大，

每服一丸，薄荷汤化下。

孔氏家传脑麝丸治慢惊方中有脑麝丸甚

多，此所犯之药迥不同。

白附子　末

朱砂　末

青黛　末

雄黄　末

射香　別研半字

蝉壳　壹个末各能　天麻　末

大附子　脑为末

天南星　宿焙乾为末　以白丸湯浸一

全蝎　各桃羊角尖毒　脑子　研入药一字別

右一十一味同研令匀入飞罗麺少許滴

冷水为丸如此○大每眼一丸以薄荷湯

磨破化下

孔氏家傳硫黄丸治陰痫有二等小兒小便

澁則硫黄丸入一分茯苓若小便不澁只一

1258

味硫黄也。

孔氏家傳解小兒一切傷風及慢驚脾風膏
方。

天麻 酒浸一宿切焙為末

人參 末

川芎 末各

朱砂研別

干蝎梢炒為末

牛黄

白姜蚕各三七个直者炒為末別研

龍腦一字各別研

射香半尔別研

右件九味一處又研匀棟蜜為膏每服半

皂子大荆芥蔥湯化下神妙

孔氏家傳小兒慢驚脾風涎取

1259

右用天南星,不拘多少為末,用竹瀝油調

下,喉涎自出。

趙氏家傳,治小兒慢驚方。

右用天南星一箇,酒浸四十九日,取出,用

活蝎四十九箇,逐箇將天南星令蝎螫至

蝎困即以候遍切作片子,慢火焙乾,研成

末,每服一字,薄荷湯化下。

趙氏家傳羌活膏,治小兒胃虛生風,變成吊

瘑憂齒肉爛,目澀饒眵,又療傷風壯熱塞寒

風熱鼻塞,呵欠精神不爽,

窠陳本作蜜
作子

下皂陳本

羌活　　　　獨活　　　　天麻 灸

川芎　　　　人參　　　　茯苓 各一兩

乾家薄荷　　直姜蚕 炒各半兩　全蝎 分乙

防風 半乙兩

右為細末，鍊蜜窠和成膏，每服一皂，皂大，用荊芥乳香煎湯化下，荊南太医錢祐方。

趙氏家傳温驚丸，治小兒陰癎諸證方。

天南星 乙簡　　香白芷 如天南星灸少許　射許 少

京墨 之乙燒過　　天南星三分

右為末，糊九作小餅，如○○大薄荷湯化下。

1261

丸了外以銀箔或金箔裹之

<u>吉氏家傳，治慢驚風牛黃膏方</u>

牛黃字半　棘岡子去壳七十个

生朱砂字半　輕粉乙乞

右末用棘岡子肉，研為膏丸如芡子大，每服三丸，炊菜湯下，

<u>吉氏家傳，治小兒慢驚饒瞷，眼不開方</u>

蜀藤　防風去芦各字　蟬壳半乙

蝎梢　朱砂去各字　麻黃去一分乞

射少許

1262

右件末、每服一字或半錢、煎薄荷湯調下

大小加減

吉氏家傳治慢驚風、喉內有涎、辰砂散方

蛇黃 淬用一ヶ火內煆醋一ㄆ為末　白雞糞

鼠屎　白丁香 燒為末　各一ㄆ

右都入乳鉢內研勻、每服半錢、射香湯調

下三歲已上、射香酒調下、不過三服、涎火

下、若涎不下難治、

吉氏家傳治慢驚風、化涎牛黃散方、

牛黃 分二　朱砂　雄黃 各一分

1263

天南星一个水二盏生姜一

金銀箔各五輕粉少七

右為細末，每服一字薄荷湯調下。

射香字

古氏家傳治吐瀉傳成慢驚醒脾散方

厚朴許用細剉用水一盏硇砂一豆

草果子去皮及剉煨

茯苓各一

甘草炙

白豆蔻一个

人參

陳皮去白各半七

右末，每服半錢，冬瓜子煎湯調下，枣湯亦

得。

1264

陶善化傳治小兒慢驚方、

右用貓糞少許、燒為末，以麝少許半、飯下 亦治慢 亦半久

趙氏家傳治小兒慢驚萬安散方、 脾風

全蝎 七ケ，以生姜自然汁浸，揀細直者，生姜 好朱砂 別研

麻黃 一鐵，自然汁浸，直者，生姜 炙令黃色、令

薄荷 七葉，先生者，以生姜汁浸，開每蝎乙箇以晨遍，以麻黃經繫竹籠夾，去蘆頭顂皮 厚朴 生姜自然汁製

白术 一不用水七分，盞銀，石器然盡水七片開焙乾

右谷持製了為細末，再入朱研研細，新生

兒半不周辤已上一錢，量兒大小加減，日

1265

三服、並用金銀薄荷湯下、

安師治小兒慢驚風藥方、

右先研臘茶一夸、入半腦子半錢、以湯點

八分一盞用鉄杓一枚盛定、將蛇黃一凡、

於火边頓放、候灸極熱入杓内茶中淬再

三、至茶盡研為細末金銀薄荷湯調下、一

歲以下半字一歲以上一字

長沙医者丁時發傳治脾風方、并歌、

孩兒驚火積涎生、傳入脾家事不輕、忽

發如雷風雨勢、去涎方可得安寧、

粉霜丸　慢鶯用銀、粉、須審用、

粉霜　粉須末各　真珠　半分　末各　朱砂

半夏　生姜汁浸　白附子　炒乙ケ

蝎　全者十四ケ　各一分　水銀　結砂　腦射　許　各少

右件為末蒸餅心為丸、如此○大、每服三

丸、淡姜湯吞下、大小加減、

长沙医者丁時發傳治慢鶯方、

夜啼多熱魚精形、口沫涎生病不消除

病莫過灵藥治、睡鶯丸子鎮三焦、

腦鶯丸

1267

青黛代欠三　姜蚕　乳香

天南星各半　蝎十四ヶ　鹏砂

芦荟各一　丈君子七ヶ　轻粉

朱砂各半　龙脑薄荷一分　京墨许少

巴豆三ヶ　脑射许各少

右件为末、蜜丸、看大小、金银煎汤化下

长沙医者

醒脾治小儿慢惊脾困、及大惊后全不进乳食方、堀用生

大天南星一两、每一个剉作五六块、用生
水三升、煎令南星透、挥去、朴乙两剉碎
朴止、姜六、用南星薄切焙乾

冬瓜子一百二十粒皵方月三十立粗　白茯苓半刃

右為細末，每服一錢，水半盞，生姜一片，煎

三分溫服，或用蟬壳瓜湯調下亦得，因虛陰證慢驚

長沙醫者李剛中傳治小兒因虛陰證慢驚

或漫脾風藥方、

附子一箇方可用，頂心剜一竅入重六分已上或陸分者

硇砂半錢在竅中，復以淨地上取地塹中以土築實上以灰火如陰子慶

大人附子蓋之，次以炭火三五莖於灰火上方取出

一梳間量附子硇砂一慶為度，候池冷方取細末

盤錢去皮同硇砂

附子去皮

防風為末半　全蝎末為一慶　白姜蚕餘土微去

炒为末各 明净乳香 一朵半别
四十九个 研为末 研为末

右六味细末和合作一壹盏入乳钵中细细

研极匀周岁已下服半平钱半岁已下要

孩服一字周岁已上者服半平钱已上或

一小平义量轻重加减典并服用乳香汤

调下

长沙医者郑愈传安心丸治小儿慢惊方

附子 一两炮裂 全蝎 半两
去皮脐 炒

右件为末麺糊为丸如黄米大朱砂为衣

每服二十九米飮下

1270

長沙醫者鄭愈傳治小兒慢驚方

附子 炮去皮臍　白附子 生　全蠍 矢熬各 一ヶ

蜈蚣 矢熬 一條

右件爲末、用麻黃不計多少去節爲末、酒
煮麻黃成膏、和藥爲丸、如雞頭大、一歲一
丸、二歲二丸、用溫酒化下。

長沙醫者鄭愈傳治小兒慢驚風瘛瘲紅散方

赤足蜈蚣 一矢足去　蔓陀羅子 一ヶ

天南星 指頭大二塊取心如　乳香 頭大一塊如指

土狗子 去頭 全蠍 ヶ各七　朱砂 矢一

1271

腦射許 各少

右件爲末，每股一大錢，分二百股，用金銀

薄荷湯調下、

長沙醫者鄭愈傳救生散，治小兒吐痢成慢

驚風方、

全蝎　七ヶ、用薄荷七葉逐箇裹了，以生姜
自然汁浸麻黄七條，候稍乾紫菜上
串上灸令
焦黄色
白术黄一矢
乙片用草三寸水一盏
厚朴煮七沸永厚朴一矢
人参　附子各一矢炮去皮臍

右件爲末，每服半錢，至一錢，煎青水茄湯

長沙醫者鄭愈傳治小兒慢驚風、虛風湯方
黒附子 炮去皮臍 天南星 大者生去皮各一ケ
白附子 七ケ
右件為末、每服半錢、水一盞、入蝎稍一箇、
同煎至六分、微熱服、

聖惠灸法、小兒緩驚風灸尺澤各一壯、在肘
中橫敘約上動脉中、炷如小麥大、

調下、或窯九如黄米大、飲湯下、

幼幼新書卷第九

幼幼新書

十

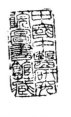

幼幼新書卷第十 驚癇瘛瘲病 凡十二門

炙二十四瘑第十

猳獺嗉第十一

白虎病第十二

一切驚第一

漢東王先生論小兒驚風可醫者十一

非時窩眼驚入肝，何以知在肝？肝々主筋、肝受
邪故搐抶眼，若眼赤是肝之外應，故非時窩
眼必糞青色。

夢裹咬牙驚入腎，何以知在腎？腎主骨、々齒
也，其齒痒及夜偶臨乃咬牙，故知驚入腎
也。

夜啼至曉驚入腸何以知在小腸小腸是心

之腑心屬南方丙丁火隂陽相剋故入小腸

至曉乃歇日屬陽夜屬隂乃相剋故啼爾

面青下白驚入膽何以知在膽肝屬木其色

青膽是肝腑故面青下白而知在膽必須吐

妳也

氣喘吃水驚入肺何以知在肺々主氣秋驚

所析其氣即喘要吃水者則是肺虛熱故知

在肺要吃水也

面臉紅赤驚入心何以知入心其心屬火又

主血，外应脸，故令面赤，是知入心也。

喘气微细，惊入肝，何以知入肝，其喘即是肺也。肝属木，肺属金，故知阴伤阳也，其人当粪青睑时手脚俱搐不定，如治惊宜下洗肝九散矣。

前后五心热，惊入脾，何以知入脾，胃与脾俱像土，胃主四肢，故主脾，故知入脾也。胃者是脾之腑，其人必当吐後发热不时是也。

喉内如锯，惊入大肠，何以知入大肠，大肠是肺之腑，肺为诸藏之上盖，又主於气，入大肠則上衝咽喉，作声而響，如无痰，故知入大腸。

豆下取驚積藥。

无時乾嘔驚入胃何以知入胃其胃在咽喉

下主化榖食被驚風入其中則痒而時時乾

嘔故知在胃也豆調胃氣後下驚風藥耳

髓中驚哭渴在三焦何以知在三焦其三焦

无形狀只是脂膜髓着時上焦被驚邪所干

即乃驚起而哭故知此忠在於三焦發後曰

久自差只豆下驚藥也

漢東王先生又論小兒驚風不可醫者此驚

七

爪甲黑不醫其爪甲主肝々絕則不瘥其

爪甲黑者不醫亦為血絕血不瘥則爪黑十

无一存也、

驚風鴻黑血不醫此為心絕心主血心絕則

不能榮於血氣人不得一周時也何以知之

心是五藏之主若絕故只得一日而死也、

驚駄日多盜汗不醫何以不醫汗者主於氣

氣是衛之所係衛絕則不當於氣故令汗出

不止、數日而死耳、

驚風忽作鵙声不醫此為肺絕、声只有出而

不廻，肺亦主声，肺絶则声一去而无廻，其人三日必死也。

惊风咬人不医其咬人者是肾絶，主在齿，其齿若絶，故令齿痒，便则咬人，约七日死，为从裏损出则迟，故在七日矣。

惊风眼半开半闭不瞑，此谓之肾絶，肾是五藏之根本，外应其眼，其眼黑睛其肾絶则死，光无力不能开闭其眼，四日而死，何以知其肾属北方而首末其病从下上，故知只四日而死也。

驚風口鼻乾黑不醫，此為脾絕，何以知其脾
絕，脾主津液，脾絕則津液俱无，乃知是脾絕
兩日死々，時須寅卯時，木尅土也。凡是驚風
者則身体壮熱，卧則驚叫不時，脾風多因吐
而得，必有風疾。急驚風者只是中外邪也。慢
驚風者是虛積生胎驚胎熱之所為也。
錢乙論病悮用巫云，王晞馬子五歲病目直
視而不食，或言有神祟所使，請巫師祝神燒
紙錢不愈，召錢至曰，藏腑之疾，何用求神錢
與瀉肝九愈。方見驚門中

1284

嬰童寶鑑論小兒驚風但身熱驚哭不止，睡
眠不靜，手足之微々瘈瘲，不食乳，或如傷寒候
也、

翰林待詔楊太凝論小兒生下百日內难养
者，爲胃腸未整，神氣微怯，牟動多驚，此盖由
在胎之時，毋多吃動風及黏滑肥膩之物，灸
煿諸般肉等，魚嗅悠不常言話高声，交合陰
陽之時搖動百脉，或生時巫婆躒拙，使口中
不净，或带風入四肢，或洛當風包裹失度，被
浮熱引惡物於脾胃之間，漸流散於五藏六

1285

臍毒氣既得榮衞差牙初即頻々吐呡腹脹

是常時々呵未噴吉徃々瞗裏虛驚或即子

足綏怠日帶上撅尋究病源豈是卒然

保生論小兒驚候急數驚者乃腎受驚也驚
其脉

熱之氣流灌於心心為帝王不受觸搦既受

觸搦便生風候 素問云腎主恐小兒終受孩
觸搦便有面青呵欠候孩

見面青色是驚第 第一次受驚看大陽左側青

脉潮眼是也 男左女右 第二次受驚山根上青脉

是也第三次受驚眼下腮連金匱有青色是

也三處皆有青者皆是受驚極候主小兒瞗

1286

中驚搐見人恐佈咬齒无時，喉內有涎，渾身

抽掣手足瘈瘲，吐食非時，吐舌將手掣人多

哭不住，凡有此者皆是驚候，若小兒風熱盛

乃驚疾流灌肝心二藏，令小兒忽然眼目上

視手足急搐，惡叫暴絕悶死此名急風疾候

冝與壓涎乳香散二服本門 次與生銀九三 方見

眼見急慢驚風門中 下驚涎若小兒藏腑 方与古氏家傳方同

虛薄驚涎灌心胞絡令見眼目發慢手足微

軹候內涎響，渾身不熱此慢驚風候，宜與生

銀九次與鎮心九，鎮心圓方与鳳髓 若驚風 經同見本門中

1287

飛當非

死候,則其脈絃大,魚口開氣麄,喉中如牽鋸,

項軟无力,腳面直,顖腫顖陷,目從開不開溻

如痢血身体軟无力,已上並是死候,不可用

藥醫救,

飛仙論小兒病候

小兒飛時吊上眼,是肝驚,

小兒非時夢裏咬牙,是骨驚,

小兒夜啼至曉,是肝驚入師,

小兒非時要咬妳,是驚帶邪氣,

小兒面上青白色,是驚風,

1288

小儿前后心热，及四肢热是惊。

小儿非时面红赤，是惊入心。

小儿土黑色要吐是惊风面。

小儿口内微喘细，是惊。

小儿夜卧有盗汗是惊风。

小儿白日多睡，是惊风。

茅先生方小儿初受惊风候歌

惊风之候有多般，说出根源见易难。梦

裹咬牙惊入骨，非时眼上病归肝夜啼。

到晓声无息，面黑鱼青候一般，前后心

1289

肝陳本作干

又小兒驚風死候歌

煩四肢熱，面紅如血，向心間夜啼盜汗

日多困氣麄吃水肺邪肝惡聲頻叫形

多黑非時咬妳腎邪端口中氣喘眼直

視，此是驚風仔細觀，

又小兒驚風死候歌

小兒如得驚風候，揩甲青魚黑似煙，口

吐白㳠便黑血，眼開不閉半檯肩咬人

白因多驚汗，忽作鴉聲不可看，

又小兒驚風死候歌

項軟都无力，　喉中似鋸枋

惠济

面红粒色见、目睑杳无光

鱼口开龂气、脚项直偏长

噤衣胡乱咬、瘀血滀枝疹

睛开还有闲、浑身硬似殭

十般惊疾病、休用更思量

小儿惊风日久、汗藏绝候歇

壮热头旋不举头、目黄眼涩也堪忧有

时呒乸鱼龇食、四体如冰痛入喉须信

木因惊患得连绵日久更何求、只应命

尽归泉壤、脉乱薄洪却似钩、

1291

养生必用说，诸蛇骨牙皆有大毒，取之特慎

伤人多损性命，蟺蚕去丝觜，剉碎炒赤色，蛇

蚘炙黄蝉蚘洗去土去头翅足焙蛇酒浸去

皮骨取肉焙乾蛴螬去头翅足炙令焦蛇黄

烧令赤醋淬五次蛴螬勿用伤水者多用之

故载其说於此

本草治小儿夜惊犬人因惊失心方

右取裹内作脯与食之此畜为之天雷所

霹雳者是，

仙人水鑑牛黄散塵惊鎮心，治风退一切病，

麝金二箇暴地

甘草炙

巴豆三七粒出油尽

半夏七箇姜汁煮乾用

白附子去皮止用

雄黄炙各

朱砂研各知

犀角末

乾蝎一炙各

右为末研匀入射香少許每服一字薄荷

湯調下

仙人水鑑治驚風水銀膏

水銀油研如泥各 半又用石腦

白天南星生末

白附子抄一又生末各

白龍腦生

臘粉各乙

蝎稍二十一筒研

右为末研如泥候次日於乳钵内取出丸

如菉豆大，一丸至两丸，薄荷汤下。

斗门方，治小儿未满月惊着似中风欲死者。

右用朱砂以新汲水浓磨汁，涂五心上，立差，最有神效。

日华子治惊邪癫痫小儿客忤消食及冷气。

方。

右並煎铁屑汁服之。

陶隐居作小儿浴汤主惊忤。

右以升麻取叶挼汁作汤浴之。

陶隐居治小儿惊邪方。

1294

右取鶯窠與鶯屎同多少，以作湯浴，見療
驚邪也、

圣惠治小兒不吃乳，眼目不開，手足牽挽，此
是驚風朱砂散方、

朱砂　　　龍齒　　　硝石分各乙

右件藥都細研為散，每服煎竹葉湯放溫
調下一字，如二歲已上兒，每服半錢、

圣惠治小兒胎風驚風搐搦，狀如天瘹豆眼
蚵蚾散方、

蚵蚾炒微　白膠香分各乙　白芥子粒三十

1295

阿魏研半分入　白殭蚕微炒十五枚

右件藥擣細羅為散、不計時候、以薄荷酒
調下一字量兒大小、加減服之、良久微汗
出差、

圣惠治小兒被驚風、

雄雞冠血、

右件藥、一二歲每服用少許滴在口中、三
四歲兒、每服承一小橡斗子許、滴在口中、
一日二服、

博濟方治小兒驚食哽氣青黛丸、

青黛　木香　芷蒐

檳榔〔分乙〕　射香〔乄一〕　續絭子〔一双去皮〕

蝦蟆〔存性三ケ烧〕

右件七味同為細末、鍊蜜和丸如菉豆大

每服五九、薄荷湯下

灸苑雄朱丹、治小兒驚風方

雄黄　朱砂　射香〔研各〕

臘粉〔各半〕　白附子　半夏〔湯洗七遍〕

天南星〔炮〕　川烏頭　附子〔皮各炮去〕

乾蝎　蜣治　天麻

川芎

木香〔去粗〕

内桂〔去皮〕　白礜蚕

花蛇　白鲜皮　乌蛇

〔并酒浸，去皮骨，取肉用己上各己两〕

巴豆十粒净洗，纸裹压出油用　半夏用己及去心膜，薄荷汁煮五七

右二十味为末，令匀，粟米粥为丸，如菜豆

大常服茶酒下三丸，冷气生姜汤下宿食

不消橘皮汤下，犬小便不通甘草豆淋酒

下忿风薄荷酒下，瘫瘓豆淋酒下，酒食伤

生姜汤下元气茴香酒下，血气荆芥酒下

或瞤汤下，犬肠秘涩，生姜汤下白蛳椒汤

下、眼涩竹葉湯下坐間便退頭風、槐枝

湯下、風痰蜜酒下、赤白痢二豆湯下、頭痛

傷寒鹽湯下、赤痢甘草湯下、小兒瘖未飲

下、治風眼古井水下、小兒風眼古井水煎

淡竹葉湯下、小兒驚風薄荷乳汁下、

灵苑化風涎治積年心恙諸癇風癲謬忘昏

乱及小兒驚風益精神開心志鎮驚消痰半

黃芪方、

牛黃　　　犀角屑　　　羚羊角屑

雄黃　　　人參　　　　鵬砂

铁粉

鈆霜　礜金

臈粉

辰砂　己上各　北礬半　一夂

脑射　分各半

金箔五十

天南星　去皮心劉如歡子大入良　胆内慇東北方上百日令乾取三　煞黄牛

及末乾则曝令乾如急要用搏天

南星末胆汁和为餅子腥乾用

右为末常服一字小儿半字薄荷汤调下

中风涎甚及心疾每服一字一岁小儿一字薄

荷自然汁调下如中风吐涎临时加臈粉

半钱同服。

灵苑治卒中感厥诸痫小儿惊风涎潮口噤

立効透関散

朱砂

龍腦

　水銀　同朱砂研如鐵
　色无星為度
腻粉乙分　各
半黄許少

右五味同研為細末分作二服用煎薄荷
湯調下取出惡物五七日後更一服一月
更一眼小兒每服一字薄荷湯下口噤者
撬開灌下其妙

灵苑朱砂散壓驚安魂定魄鎮心藏退風熱
一切驚風
朱砂楝去石研
白附子　各二　附子史臍　一箇去

天南星脐去 天麻 乾蝎者全

半夏湯洗七遍去滑 為度各二分

右件藥七味，谷細研剉碎，日曬乾杵羅為
極細，纂次入朱砂末再研合合勻，以麵糊
丸之，二歲巳下，每服半字，四五歲巳下，每
服一字強，六七歲半錢，十二十五歲加至
一錢如是退一切驚熱風熱欬嗽，喉中壅
隘，並宜食後用蜜和熱水調下，一切風不
問急慢咬齒拗項翻眼氣粗，手足搐搦，並
用冷茶清調下服，良久膈上有風涎，則吐

之不爾汗出立差亦有尋時便定也有猛

發一上者良久再進一服瘥定後更如牛

黄少許和前藥用薄荷蜜熟水調下日進

三服若要為丸子用薄荷生姜汁蜜酒煮

麵糊杵合丸如菉豆大每服用薄荷湯下

五九更量兒大小歲數臨時加減忌動風凡

毒物、

太醫局潤体丸、治諸風手足不隨神志昏憒

語言謇澀口眼喎僻筋脈拘急骨節煩疼頭

旋眩暈恍惚不寧健忘怔忪痰涎壅滯及皮

膚頑厚麻痺不仁小兒驚風諸癇

雄黃

辰砂 各水飛

牛黃

乳香

坐犀 末

羚羊角 末

射香 七味各別研如粉

白龍腦 別研極細

沉香

木香

丁香

藿香葉 微

檳榔 微

肉荳蔲仁 去白

白殭蠶 炒

蒺藜子 炒微

蔓荆子 去皮白

黑附子 炮裂去皮臍火

防風 去蘆頭

麻黃 去根節 上各乙

人参

羌活 各去蘆頭

白茯苓 去黑皮

白附子

桂皮去粗　晚蛾蠶炒微　芎藭已上各一两半各

乾蝎炒　半夏水煮三十沸薄切焙乾入生姜汁炒碎　天麻三两各

川烏頭炮裂去皮尖各二两

白花蛇酒浸骨取勾　南番琥珀别研如粉别研

白豆蔻仁研各

臘粉半两研各　真珠如粉研　獨活去芦頭各三分

金箔為衣六十片

右為細末，入研藥令勻，鍊蜜搜和，丸如雞頭大，每服一丸，細嚼溫酒下，荊芥茶下亦得，加至二丸，如破傷中風脊強手搐口噤

發癇，即以熱豆淋潤化破三丸，斡口開灌

下少時再服，汗出乃愈。若小兒驚風諸癇，

每服半丸，薄荷湯化下，不拘時候服。

太醫局天麻防風丸，治一切驚風，身體壯熱，

多睡，驚悸手足抽掣，精神昏憒，痰涎不利，及

風溫邪熱，並宜服之。

天麻　　　防風　　　人參　各乙兩　並去蘆

乾蝎　　　白殭蠶　各半　朱砂　研飛各

雄黃　研　　　　　　　射香　研

牛黃　研壹　　　　　　甘草　乙兩炙分

右為細末，煉蜜和，丸如桐子大，每服一丸

至二丸，薄荷湯下，不拘時候。

八弥丹 治小兒驚風壯熱，精神昏憒，

嘔吐痰涎，驚悸恍惚，或發瘹瘲，目睛上視。

天麻 去蘆 甘草 炒 判

朱砂 飛 研

牛膽製天南星 五兩 已上各

牛黃 分 七十片

天漿子 五十箇 微炒三百

銀箔 為衣 研

雄黃 研飛

膩粉 研二味各 乙又一分

右為細末，入研藥勻，煉蜜為丸，如皂豆大，

以銀箔為衣。每服一歲兒服一丸，薄荷湯

1307

化下，疾證未退可再服之。

减沭食後服

太醫局太一銀朱丹治小兒驚風壯熱涎盛

發搦手足搐搦目睛上視及風癇疾實心膈

滿悶嘔吐痰涎，大便祕澀

黑鈆　分爲小塊同　汞　水銀三　又結砂子

　　鍊十過秤三又炒水　兩木煮半日候

冷取　出研三

　　　　　　　朱砂半兩

　　　　　　　鐵粉　又　飛研

臈粉　又　煅爲末

研　一　天南星三分

右研勻，麪糊丸麻子大，一歲兒一丸薄荷

蜜水下，微利爲度，未利再服，乳食後。

1308

太醫局軟金丹，治小兒驚風壯熱，多睡驚掣，
精神昏憒，痰涎壅塞，手足搐搦，目睛上視，項
背強硬，牙關緊急。

青黛　　　　射香　研　各細

臘粉　　　　胡黃連　末　史君子　末　各乙分

寒食麵　半　天漿子　為末　七箇　炒

右合研勻，以白麵糊為丸，如小豆大，每服
一丸，煎金銀薄荷湯化下。五歲已上可服
二九，更量大小虛實加減，不計時候服。

譚氏殊全，治小兒驚風，手足動搖，精神不爽，

一切驚邪、狂叫不寧、辰砂膏。

辰砂研極細一兩
　光明有牆壁者

乳香研各半兩又
　光瑩者細

右同研成膏、每服兩大豆許煎人參湯化

酸棗仁微炒
　等末

下、不以時候。

譚氏殊聖治小兒驚風化涎青黛丸。

青黛一兩

巴豆五粒去皮心帛内去盡油

龍腦一兩

水銀一大豆

硫黃細研

右研為末用粟米飯為丸、如黍米大、三歲已上五丸、三歲已下三丸、煎金銀薄荷湯

已上五九、三歲已下三九、煎金銀薄荷湯

養生火用大鷩丸、宣利小兒熱毒涎、并治潮

搐搦等疾。

雄黄 并末各　青礞石 三么　辰砂

蛇黄 乙么乜　铁铧粉 乜

右研匀、水浸蒸饼和丸桐子大、薄荷煎汤

磨剪刀水化一丸、利即止药、未知再服

荆先生小儿诸惊、镇心丸方。

朱砂研 别　白附子 去皮各　白僵蚕 洗酒

蝉蜕 净洗秤　茯神 半两 各　全蝎 去尾

脑射^{随意}所入

右件为末，拌合薄荷自然汁为丸，○大，用
银朱拌脑射为衣，每服一丸，用全银薄荷
煎汤磨下。

婴孺治少小五惊及身热龙角丸方

龙角^{龙骨用}至惠用　远志^{各二}　牡蛎^煅

大黄^分　黄芩^{分四}

右为末，蜜丸，二岁儿小豆大，五丸，日再二
岁麻子大，灸癎者，入牛黄一分。

婴孺治少小儿生七日后忽患口鼻青，微惊，

胃中冷視物高坐金湯方

生金 黑三大十粒无

乾薑 各乙 甘草炙 二分

右四味水一升煮五合一服一枣大日五
夜三

茯神

嬰孺治少小驚手足皆動摇每物驚周身及
面目皆青己如故休作徃来十二味人參湯
方、

人參 各二 當歸 甘草炙 各四

桂心分 黄芩 龍骨分

1313

蛇蜕皮炙一寸　雌黄銖六

蜣蜋七箇自死者

桑螵蛸　雀甕箇炙各五　露蜂房炙一枚

右水五升煮取一升去滓眼若搏下篩眼

半方寸匕不吐下內牛黄兒不能服以乳

汁和九日四五服

嬰孺治少小兒七日以後患驚吐哯眼中炎

黄耆湯方

黄耆　芍藥　芎

黄芩　當歸各乙分　細辛半分

右六物水八合煮取三合用牛黄一小豆

大分為四服，若生二七日已上，熱多者，加

一分生三七日而臍上惡瘰唱口青熱甚

若加黄芩黄耆各三分，益水二合煮四合

一歲已上恣意增水藥服之

嬰儒治少小生下便喜驚風

右剪父母指甲燒作灰井花水調一麻子

大日進三服夜一，亦治客忤

嬰儒治小兒溫壯服細辛湯得下後熱不差

口中瘡、糠驚黄芩湯方

黄芩
分五

釣藤
分三

蛇蛻皮
灸一寸

甘草二分　芒硝一分　　大黄四分

牛黄湯成內之　大豆大三粒

右以水二升三合，煮取一升二合，去滓，下

硝令洋，為三服

錢乙涼驚丸方

龍膽　　防風末各

鈎藤末不匕二　牛黄

黄連末五　龍腦乙匕研

　青黛研各三　射香字乙

右同研麵糊為丸，粟米大，每服三五丸，至

一二十丸，煎金銀湯送下溫服，

钱乙粉红丸方　鳖九　又名温

天南星腊月酿牛胆中百日瘫乾取末，四两　别研如酿着只剉炒熟用

朱砂半两研一　天竺黄研一又　龙脑别研

坯子燕脂染燕脂一又研乃

右用牛胆汁和丸鸡头大每服一丸小者

半丸沙糖温水化下

钱乙射香丸　治小儿一切惊疳等病

草龙胆　胡黄连各半　木香

蝉壳去足乾秤为芦荟秤去砂　熊胆秤

青黛分各乙　轻粉　脑射

牛黄〔合一分〕正别研　瓜蒂〔二十一〕〔各为末〕

右猪胆丸如桐子及菉豆大惊疳藏脐或

祕或鴻清米飲或温水下小丸五七粒至

一二十粒疳眼猪肝湯下疳渴煿猪湯下

亦得猪肉湯下亦得惊厄發搐眼上薄荷

湯化下一丸更水研一丸滴鼻中牙疳瘡

口瘡研貼蟲痛苦楝根或白芜荑湯送下

百日内小兒大小便不通水研封脐十蟲

候加乾漆好射香各少許并入生油一兩

黑温水化下大丸病急則研碎緩則浸化

小兒虛極慢驚者勿服，尤治急驚痰熱。

鍁乙大惺々丸，治驚癇百病及諸壞病，不可
具述。

辰砂研　　　青礞石　　　金牙石各一分半

雄黄一分　　蟾灰二分　　牛黄　　蛇黄三分醋淬五次

龍腦別研　　射香別研各一字

右研匀細，水煮蒸餅為丸，朱砂為衣，如菜
豆大。百日兒每服一丸，一歲兒二丸薄荷
温湯化下，食後。

鍁乙剪刀股丸，治小兒一切驚風火經宣利

朱砂 去毒

蝎梢 炒去毒

蝉蜕 去足

牛黄

天竺黄 研各

乾蟾 炙去焦黄首乌为末各乙分研

白疆蚕 去头炒足

蛇黄 三五遍放水研飞

龙脑 一字

五灵脂 并研各乙分研

射香 钱半

右药末共二两四钱束流水煮白麪糊丸

梧桐子大每服一丸剪刀镊头研食後薄

荷汤化下如治慢惊即去龙脑、

张润琥珀丹安心神镇一切惊邪、

琥珀 細研水飛　南星 膽日牛膽釀者　天麻

朱砂 各乙又　　白姜蚕

白附子　　香白芷 各半又 为細末

龍腦 研乙

右件同拌匀研細，煉蜜和丸如雞頭大，每

眼一粒，煎人參薄荷湯化下。

鳳髓經　鎮心丸，治小兒驚風心神恍惚，精神

不定渾身掣搐，手足瘈瘲，喉内涎響。

木猪苓 存性 一分煅　　人參

茯苓　朱砂　真珠 乙末各

1321

石菖蒲 末二　金银箔 片 各三　水银砂 半 一分次

脑射 各少许

右为末,汤煎蒸饼心为丸,如〇大,每服七

九十九,至十五九,远志薄荷汤下.

惠眼观证大惊丸,治惊气狂躁及涎牵搐,一

切惊疾.

白附子 二个　朱砂研 一分　脑射 各半字

白姜蚕 炒麸黄赤去麸不用 又与附子并用麦麸

金银箔 片各五

右分出一半朱砂,入前二味,同金银箔研

匀入麵糊為丸，如○大，將所屆出朱砂為

衣，一丸分作兩服，蜂糖薄荷熟水磨下，如

大段驚疾發作一丸只作一服。

惠眼觀證虎眼丸，鎮心化涎。夜卧不穩，夢中

驚叫，或多虛汗，並互服之。

朱砂　白姜蚕　天南星生各一分

右為末，麵糊為丸，如○大，每服五丸至七

丸，薄荷湯吞下。

惠眼觀證大黃散，治驚風貼顋。

大黄　芍藥各等分

右為末、猪胆汁調貼之

保生論乳香散治小兒驚臥涎溢悶絶暴死

旦用亦不吐出涎只此壓

甘遂 乳香 各末一 各二

右為細末每服半錢或一字童子小便下

妙、

刘氏家傳 脳麝九治小兒一切驚、

丈君子五箇 成灰 燈上烧 金箔五片一方十片

銀箔方三十片 脳射方各半 一方桃半朵

腻粉一方炒二朵

香京墨似枣火大

右研如粉尘麵糊丸豌豆大每服一丸温
熟水化破下一方薄荷水下或膈上有涎
即吐出腹中有積滞即瀉出如蝦蟆青苔
之類大段驚風一切不須三服火劲如小
兒有疾即灌良久便睡驚常眼一丸

分兩眼小兒則間日可服半丸極妙

劉氏家傳小兒驚熱和氣朱砂散

朱砂　　　　　白茯苓　　　人參

山藥　各等　　甘草　炙半兩

右末之鴛金銀薄荷湯下和氣米飲下熱

竹茹煎湯下、量大小、下一字或半錢或三

字。

刘氏家傳治驚和氣止瀉痢、

白术　一大切薄片蒸晒龁慢火炒咬

甘草　半又半生

蠍　二个全用龍腦薄荷葉裹線繫定竹夾矢候薄荷焦去之只用蠍如无生薄荷用乾者同炒令焦用

右末之驚金銀薄荷湯下和氣止瀉痢米

飲湯下

刘氏家傳膈驚丸治大小兒驚渾身壯熱、但

染著驚便與服

粉霜

京墨 煅过

芦荟 各半
巴豆 二粒 去油

天南星 一不汤浸 去皮脐

史君子 四箇 去火 麸炒黄

右入脑麝少许滴水丸桐子大一岁半丸

量儿大小金银薄荷汤化下三岁巳上一

九。

刘氏家传惊风上吐下泻吐痰涎方

朱砂 二
射香 少
蝎 一

右先碾蝎为末后研朱射极细每服半字

茶调下或姸汁下亦得。

刘氏家传小童子一百二十般难惊。

天南星　　　　　青黛挑三大匕　　　　　轻粉大匕一

射香许少　　　　　水银豆大

巴豆七粒去油

右为末一慶用煮麺糊为丸，如○大，十岁以下至一岁以上，每服十九，用生葱汤吞下，早晨日午至晚连宵空心各进一服，子母俗尽生冷览菜臭烤滗藏花色酒肉又

六十五岁以下至七岁十五九七岁以下至周岁十九，周岁以下至百晬七九，皆葱

白湯下，乳母依前，百晬以下至滿月五丸

用荆芥湯下。滿月至三朝三丸，用蜜姜汁

少許調下。以上日、夜空心日進三服。但是

不安看輕重加減與服。

劉氏家傳贖鷩十寶丹。

朱砂　　　　輕粉　　　　蘆薈

青黛　　　　京墨　　　　寒食麵

腦射　分各末　　　史君子比末分著

金箔片十

右為末以寒食麵煮糊為丸，如虎睛九大。

1329

薄荷湯化下、臨臥後量大小與之、金箔只

為衣、

刘氏家傳調理諸驚瘹應外

京墨　　　天南星　　　白附子

尖砂　　　雄黄　各末抄　金箔　二片

腦射　許各少　青黛　半末抄　全蝎　一枚

輕粉　抄三

右為末煮糊為丸如○許大、小兒每小壯

熟金銀薄荷湯化下、微々吐逆、手足冷吃

食進退、瞳中忽吽兩三声、此乃心藏驚氣

不散，金箔湯下三五九。臨時更煎人參湯
下一服，或時々瀉青物，煎木瓜湯下五七
丸。

劉氏家傳，起死輕骨丹，主中風癱緩，四肢不
隨風癇等疾，及小兒驚風

麻黃　去根節秤五斤剉以河
　　水二石熬之去滓成膏

桑根白皮　自採剉

蒼朮　去皮　　　甘松腿　又用

苦參　半三又　　川芎　各二　白芷

右末之，竅研極細，以前麻黃膏和丸如彈

子大，每服一丸，温酒一盏研化，频服之，临

卧取汁，五七日间再服，手足当即轻快，小

儿惊风量与之，率中涎潮分利涎后用之，

其效不可具述。

刘氏家传红散子治小儿壮热发惊疾壅脚

手心烦躁夜啼常服壓惊如是天瘹风亦可

常服。

川天南星 二两以麺裹炮麺熟为度此间

　　　　　修制须犯生姜恐小儿难吃

枯梗 大防风 白芷

乾蝎 使糯米妙焦 射香 铢半

　　　为度各半及

灵砂 分一　　脑子 铢一　　甘草 乙又生 各半

右件搗为細末，次入射香脑子灵砂乳鉢

内細研拌匀，每服一钱食後臨卧銀湯點

吃，

列氏家傳 白附九，治小兒因驚或風涎藏于

足敞動之疾，製手脚絡 張氏家傳 治驚風天瘹眼睛插

舍吐與不應，芹夾驚 真珠膏，又治涎潮心

伤寒驚癇略人三箇

白附子 者生用 兩ヶ大　　天南星 炮半又

全蝎 三ヶ七　　白姜蚕 妙赤色去者二七ヶ直者麸

人参 分二　　朱砂 铢一　　脑射

射香　許　各少

右件为末，炼蜜作丸如此○大，每服一丸

煎金银薄荷汤化下，临卧

刘氏家传金箔镇心丸治小儿一切惊气、夜

眠不稳，喉中涎声，梦中狂叫，精神躁闷，并宜

服之。此药不凉，乃醒脾过一百日后，四五日

间眠半丸甚妙，如眠不稳，便宜服之。

白附子一分　白姜蚕炒亦色去丝　各少

直者半又用丝

朱砂研一钱

牛黄半钱　脑射許各少　金银箔各十

1334

右件為細末，水麵糊為丸，如此○大，留朱

砂一半為衣，服一丸，或半丸煎薄荷湯化

下，臨卧服。

張氏家傳睡驚丸，孩子驚風服藥後，須睡一

向，然後取下驚涎立差。

白龍腦　　　朱砂　　　香墨

青黛　　　　蘆薈各一　臙粉

史君子　　　煨為末

右件同研令細，以寒食麵作梧丸，如桐子

大，每服一丸，二歲已上一丸，五歲已

上两丸、薄荷水化下。

張氏家傳琥珀丸、治驚風溫壯、故嗽涎壅、一
切驚熱、熱多睡驚悸。孔氏亦治邪。

天麻　　人參　　防風　各乙
甘草　半又 孔氏用一又 灸
乾蝎　炒　全者
姜蚕　又　各半
牛黄　外一
朱砂　二味 各半
射香　　　　雄黄　孔氏各用一又

右為細末、蜜丸桐子大、二三歲每服一丸

薄荷湯化下。

張氏家傳治小兒汪脣齊常服、永不生風候。

正心虚驚多紅潤唇腮如丹、常服无病積諸

癖疾患

白姜蚕一及去頭足直者生為末以姜汁
復以汁為餅子於火上炙乾入再為末
子乾為度

朱砂二永細研用水一碗浸陶三遍
去黃色頗紙上候乾研如粉細

右同合和研勻錬蜜為膏入甆合子內貯

每用如雞頭大三歲只可一丸如三歲已

上更分用之飲湯熟水化下

張氏家傳治小兒鎮心壓驚墜涎朱砂丸

朱砂細研急水飛过熟
灰池滲乾丸佳

1337

白姜蚕　直洗过焙乾，以湿纸煨衰候令纸乾乾

射香　入少研

新罗白附子　取出油切成片子焙乾

天南星　炮裂去粗皮㕮咀各半分又

乾蝎　令一又鈚子内慢火炒，极热不可大过

右六味各为末燕白麺糊为丸，如粟米大，

每服十九用煎金銀薄荷汤吞下，如遇驚

取下後且以此药服一二服，无不效，或有

虚汗用麻黄根煎汤下。

張氏家傳黒神丸　治一切左瘫右緩，小兒驚

風婦人産後中風心神恍惚，頭目昏眩，常服

1338

活血駐顏及治傷風鼻塞頭痛善治山嵐瘴

氣，其效如神。

桔梗去皮　　麻黃去節　　川芎

防風　　香白芷　　木賊

桂心去皮　　紅豆　　縮砂仁

釜墨四庅炒黃裂為度半斤　　大川烏頭炮一個湯洗取皮　　天台烏藥

天南星為度半斤

沉香各乙　　射香不一

右件為末，煉蜜為丸，如龍眼大，每服半丸

葱白一寸同嚼，茶酒任下，不計時候。

1339

莊氏家傳治小兒退驚化涎七宝散

朱砂

生犀 末　牛黃 末

真珠 末

腦射 各乙　金箔 五片

右件藥研如粉，每服半錢，薄荷水調下

孔氏家傳神麴餅子治小兒諸疾丙日作麴

丁日治藥，亦名丙丁膏

天南星 去節，各三　天麻

烏蛇 各三

麻黃 去節，各半又　蝎 半一分　白附子 三分

白姜蚕 各四　大附子 去皮臍，乙枚炮裂

右為末，水一升浸三日，布裂去滓，寒食麵

1340

一斗和匀臵作片子，用楮葉裹，七日取出，用紙袋吊起，十四日可用。治小兒吐瀉，过後精神困頓，多睡不吃乳食，四肢逆冷，歙變驚，以神麯四兩、龍射少許，每服量多少，以溫水調若巳變癇，哭声如鴉，面色青黃，于且瘰瘵咽中不利，米砂龍射并麯服之，變癇滑利，即以蜜九、麯末、雞頭大，溫水化下，又麯末一兩，研入雄黃、朱砂少許，琥珀，甘草一錢，巳蜜九，雞頭大，即名太一州治，小兒百疾。

1341

王氏手集主勝丸，治小兒一切驚。

蝦蚓
梢 三

粉霜

水銀
不 各一

石件研細煉蜜為丸，如梧桐子大，每服一
丸，看虛實加減。

飯丸兒蟲 全蝎
筒 各七

朱砂

硃黄

白麵
不 三

王氏手集腦麝丸，治大人小兒一切驚。

牛黄

鈆白霜

人參

犀角

白附子

蛆梢

茯苓

龍腦

蝎稍

真珠
末

1342

膩粉已上各 朱砂木一 金銀箔各片五

射香少一

右件為細末湯浸蒸餅為丸如菜豆大每

服二丸小兒每服一丸以人參茯苓煎湯

吞下

王氏手集遠志茯苓丸治小兒驚怖大啼及

見非常之物干動神志悦惚不寧狂妄驚悸

眠睡不穩多汗心忪精神閤鈍寒熱咽乾手

足煩熱

人參　茯神各三　遠志

1343

菖蒲 各一

右件为末二两，加桂二钱半，为远志茯神

丸，白麪糊为丸，菉豆大，安眠十五丸，食後

煎荆苁汤下，日二服。

王氏手集，治小儿诸惊，瑞红散

朱砂乙分　蝎梢三十 余　姜蚕三十 筒直者

右为末，每服一字半钱，薄荷金银汤调下，

遂日可常服之。

吴氏家传蛇头丸，镇心安神，治惊退风痫定

搐搦化痰。

花蛇頭　連身長一尺酒

浸一宿去骨

朱砂　　鉛白霜各乙

天麻　　铁焰粉各乙研

蛇含　　乳香分研

二又火煅通赤淬於醋中令細碎搗

羅為末水淘去黑汁土取一又再研

令極細

天麻　　白附子分末腦射各半

右件為末端止陳年小半夏糊為丸、如雞

頭大、每眼半丸、薄荷湯化下

吉氏家傳驚風、天麻神砂丸、

天麻　　姜蚕各酒浸蝎炒

一宿

轻粉　　白附子已上各等分

米泔水浸一宿

1345

右為末煉蜜丸如菉豆大，入朱砂射為衣

每服一丸，薄荷湯下，

吉氏家傳鎮心驚人參丸。

人參　　芍藥　　甘草炙各夕

大黄蒸二夕

右為末，煉蜜丸如麻子大，每服一丸，米飲

下，

吉氏家傳鎮心驚，鉛白霜丸，

鉛白霜　　人參　　茯苓各半夕

射香少許

1346

右为末，炼蜜丸如青豆大，薄荷汤下五丸。

吉氏家传治惊风镇心，真珠丸。

北寒水石 硬尖者细研如粉，以雪水浸三宿，又研，以水澄下脚为度，再研

右五

为细末，倾出纸上摊一宿，却入瓷合内磨下，大热方可服。

拟每服一字，以鸡子清为丸，仍以鸡子清

吉氏家传治惊全饼子。

天南星 去皮生用　白附子　五灵脂 各乙

全蝎 半又　蝉退 生　青黛 各乙

射干

右為末，用好醋一大盞，煎成膏，入藥末
拌和丸如梧桐子大，成餅子，如未滿月一
餅，二歲巳下二餅。看大小加減。煎金銀薄
荷湯化下，被盖鼻上汗出方效。

古氏家傳諸驚桃紅丸

石驚分一
　　驚白糞　　白附子
朱砂各乙　輕粉各半　黃連各半
巴豆八粒油煎

右為末，粟米飯為丸，如○大，一歲一丸，驚

風薄荷湯下、驚積臙粉湯下、軀骼蜜陀僧

酒煎下、

吉氏家傳治驚朱砂膏、

朱砂　　馬牙硝　　甜硝

甘草乙爻各　鵬砂爻半　腦射許各少

右為末煉蜜為丸、如桐子大、看大小薄荷

湯化下一九半九、

吉氏家傳治驚鎮心墜涎、鎮心散、

半夏十箇大者　鵬砂　朱砂各乙爻為末

右件半夏以刀切開中心、却將鵬砂等末、

1349

納在內、用好无一片安半夏、却將好醋、滴
在鵬砂等內、火炙取乾、研爛用栗米糊和
九如○大、每服五七九、金銀薄荷湯下、

吉氏家傳治驚鎮心九、

朱砂　　　犀角　末　　　升麻

大黄　各半

右為細末蜜為九、如菉豆大、每服三九、薄

荷水下

吉氏家傳治四足驚風大效、分金散、

鵬砂　　　馬牙硝　各半　腦射字　各乙

人參　　甘草半灸各

右為細末，每服一字，四足驚風發動如羊

眼喉內死涎添用腦射冷水下一字。

吉氏家傳治驚風紫霜丸。

紫霜　　天竺黄　　甘草灸

茯苓　　朱砂分合小　龍腦許少

右為細末，煉蜜丸如皂小，大一歲半丸、薄用

荷湯化下。

吉氏家傳治驚風牛黄膏

雄黃　　天竺黄　　甘草灸

白茯苓　　龍腦　　麝金

朱砂各等分

右為末生蜜丸如皂子大二歲一丸看大

小薄荷湯化下

吉氏家傳治驚鎮心牛黃丸

牛黃　　雄黃　　銀粉

朱砂各一　　全蝎箇　　巴豆三粒

右為細末用蒸餅心丸如〇大每服三丸

薄荷湯下驚叫夜啼煎燈心石連心湯下

吉氏家傳治驚萬病太一歸魂散

五灵脂 生　　木鳖子　　粉霜

朱砂 巳上各 腻粉 不　巴豆 二十五
乙分　　　　　　筒生

川乌 块如 永心一小
　　　栗大

右细末每服一字蛤粉冷水调下但是久

积惊痫诸疾皆治

吉氏家传朱砂膏治一切惊风诸痫暗风破

伤惊涎心气不足或久服惊气尸厥发即昏

昧涎壅及因惊亡魂失魄孝动惊怕夢覺或

歘哭不避亲疎狂走不宁中风緩弱顽痹手

疾小儿慢惊风悉主之

1353

附子　重五文半千正緊實一箇生去
皮臍取半兩拌不須用太大者

天南星　箇不得用小者湯洗
次去滑焙乾生用　圖正好者

半夏　七次去滑焙乾生用

天麻　兩明淨取中心切者去

全蝎　生一分

白姜　淨研

射香　一分研

赤足蜈蚣　去頭尾灸取二寸

朱砂　又研如粉
各半

琥珀　研各二

右為細末入研者朱砂琥珀射香同研勻、

煉蜜放冷為膏蜜器收每患用少許生姜

自然汁化藥一皂大、次用溫酒調下小兒

生姜薄荷湯化下，量大、小、看見大、小，加減服
之。

朱氏家傳治小兒諸驚、天麻丸。

天麻　全蝎炒　天南星皮炮去

白姜蚕直者炒　各等分

右為末，酒糊丸如大麻子大，每服一歲十

丸，加至十五丸，荊芥湯下，藥性溫，可以常

服永除諸風。

朱氏家傳，治小兒驚、醉驚丸。

青黛　腦子　香墨燒過各 牛夕

芦荟　轻粉　射

麹　夕合乙　麻糖　二ケ或　二ケ

史君子　二枚　麺裹煨　去皮切焙

右件为末，水为丸如菜豆大，每服一丸，薄

荷汤化破或吞下，良久腮着取下恶毒物，

朱氏家传治小儿急慢惊风诸般惊风，五心热。

桃花散

朱砂一分　蝎梢四十　腊粉乙分

天竺黄　马牙硝各乙　脑射许

石为末，每服半钱，用金银薄荷汤调下。

長沙醫者丁時發傳，至棗丸，治小兒驚風癇疾。

木香　丁香　硇砂

粉霜　輕粉　乾漆

芫花　青橘皮　朱砂

巴豆霜 各二

右為末末，內為丸，如此〇大，每服三丸，用棗湯吞下。

長沙醫者鄭愈傳茯神膏，治小兒驚風。

蝎梢　茯神 又各半　白姜蚕 又一

1357

朱砂一分

右件四味为末，用蜜为膏，每服一皂子大

煎金银薄荷汤化下

长沙医者剸愈传，治惊风痫病，咽喉有涎，四

肢壮热，大小便秘涩，煎心神乱者神奎当归

散

当归　甘草　滑石

通草 各乙　大黄　芍药 各二

右为细末，每服二钱，水一盏，生姜三片，薄

荷五栗，灯心少许，同煎至五分，小儿分数

眼，犬人作一服。

长沙骙者，颠愈傅，蝎梢丸，治小儿惊风生涎，

时发壮热，手足搐动，夜卧不安，牙关紧急。

蝎梢九

朱砂半为衣

白姜蚕分各一天麻

羌活

当归洗

射香半又己上各

牛胆製天南星

半夏汤洗七次切作丹子姜汁製

芎藭

右为末，糯米粥和丸，雞頭大，朱砂为衣，荆

芥汤化下一丸，如口已噤先用药擦牙。

1359

长沙医者郑愈传，珍珠丸治小儿惊风，又名白元子。

脑射各乙　粉霜　腻粉各乙　字

右研为细末，用糯米汁为丸，如芥子大，每服三丸，糯米汤下。

长沙医者郑愈传，琥珀散治小儿惊风瘰疬，

搐搦等病，

琥珀　真珠末　朱砂

瑞珀

天麻　黑附子　酸枣仁各乙分用生姜汁

藿香荬　天南星和饼子炙黄色各乙

蝎 去毒 一十四箇

右件為末，每服一字至半錢，金銀薄荷湯

調下、

長沙醫者鄭愈傳、抚驚丸、治小兒一切驚

青黛　茯神又　天麻又四 各二

蝎又半

右為末、蜜丸、雞頭大、薄荷湯化下

長沙醫者鄭愈傳治驚風吊眼、廻命散

蝎一條赤者中一ケ赤中分為

蜈蚣分為兩處

蝎兩處各紀左右

右二味，左者與左，右者與右，各作兩處，為

末，左右吊眼，各將藥吹入左右鼻中，立效。

長沙醫者鄭愈傳神仙奪命散

人中白一　　　射香　少　　　蜈蚣一条
又　　　　　　少　　　　　全者

盆消　少
二

右件為細末，每用少許鼻內搐。

千金翼小兒灸法，曲澤主心下澹澹，喜驚。臨

交氣海大巨，主驚不得臥。臨嶠主臥驚視如

見星，犬鐘和門主驚恐畏人，神氣不足，然谷

陽陵泉主心中怵惕，恐人將捕之，解谿主瘈

瘈而驚，少衝主太息煩滿少氣悲驚，行間主

心痛數驚，心痛不樂，陽谷主風眩驚，手捲屬屬

兌主多卧好驚，俠門主喜驚妄言面赤，神門

主數意恐悸少氣，間使主喜驚瘖瘂不能言，三

間合谷主喜驚，陽谿主驚瘲通里主心下悸，

大陵主心中澹々驚恐，手少陰卻主氣驚，

心痛天井主驚瘲後谿主淚出而驚腕骨主

煩滿驚，

聖惠灸法，小兒臍中驚，目不合，灸屈肘横文

中上三分各一壯，炷如小麥，小兒臍中驚噤，

1363

炙足大指次指之端，去爪甲如韭桑各一炷，如小麦大，名属兑穴。

万全方炙法，小兒身强角弓反张，炙鼻上入髮際三分三壮，次炙大椎下节间三壮，炷如小麦大，小兒但是风病诸般医治不差，炙耳上入髮際一寸五分，嘴而取之晔谷穴也。

慢脾风第二

茅先生，小兒生下有中慢脾风候，时々吐呕，頰々咬齒，手足掣瘈，舌卷頭低，两眼上视，先头低而次第高，此候尖冯痢而下，冷药只止

泻痢不活，得脾是以脾虚羸，藏腑柔虚，故此
所治先用匀气散，方见胃气不和门中，调一日后，便下
一醉膏，通下门中。方见本夹
镇心丸，惊门中，方见一切，建脾散，常服之即愈。方见胃气
门中，若更喘吐五硬，如角弓风死候不治。
玉诀：小儿慢脾风候是伤寒疹子，庸医未明
表里，便即宣利藏腑，更使冷热药相通，故小
见发搐眼不倒，脾困极不醒，手足不救，此病
但回阳醒脾调治方愈，若更吐泻必定损命
也。

茅先生小兒受脾風歌

四肢逆冷体沉迷，因宣吐瀉補还迁脾
胃伏際涎壅肺，心生妻熱面青時，如此
呼為慢脾候，更加喘嗽不通醫，

小兒形證論四十八候慢驚傳慢脾歌

慢脾只因傷寒轉吐瀉虛涎脾胃存，四
肢逆冷頻頻嘔，沉困難醒豈易明脣紅
目閉手微搐，病行心藏及脾神，醫者鎮
心為上法，更開關竅細詳論莫令加喘
頭先軟眼白矇矇命不存，

此病是驚風傳入胃，々兼有虛涎，下大青丹一二服，更將搐鼻散開關，大青丹方見急驚風門，搐鼻散方見本門，次用醒脾散，方見本門中。

又四十八候慢脾將死候歌

驚入風癇轉在脾，直眠不動臥如尸，搐搦已休牽掣定，為他安好不生疑，便通大小難收亂，遍體如冰汗若泥，眼目不開長似睡，々中不覓赴幽期。

又四十八候慢脾侵肺候歌

慢脾多睡重々取，吐瀉傳脾胃轉虛，逆

冷四肢多重困虚涎脾伏盛难除生风

肺藏添邪壅，任唤千声气不舒，莫使目

瞑兼项软，十中难保一人甦。

茅先生　小儿慢脾惊风活脾散

羊粪二十一（焙）　丁香一百（粒）　胡椒粒五十

右为末，每服半钱用六年东日照廥壁土七

前汤调下。

茅先生　小儿慢脾风醒脾散

马芹子　白姜蚕　丁香

右三味等分为末，每服一钱用炙橘皮汤

1368

調下。

茅先生小兒慢脾風候一醉膏

花蛇鼻　　蝎尾　　天南星心

川烏臍　　大附子側　白附子耳

蜈蚣蟲肚

右七味各半錢生用使棗肉五十箇和前

藥研成一塊子以腦射滴水和丸○如此

大安眠一丸用薄荷自然汁磨化下後通

下可服依形候用一串藥子調理、

四十八候醒脾散方

天南星一个去皮脐用朱砂入在南星脐内令满以麯裹煨火炮令黄作末

白术 分一

右为末每眼半钱更入射少许煎冬瓜子

汤调下如为九以生葱涎九如粟米内每

服十九鹏沙汤下後与调胃散 热门中

四十八候搐鼻散

瓜蒂 不一　细辛 不羊

右为末用羊字吹入鼻中打喷嚏不三下候

眼开便将大青丹取下积热并下惊涎後

调气 急慢惊门中

惠眼觀證、没石散、慢脾候，此藥醒脾、

没石子 二个　朱砂 三分　滑石 研

白礬　丁香 各二分　半夏 一双

生姜 三双 槌爛同浸水一椀，將半夏劈碎，又以水同煮乾，取出，以麵一分乳鉢体内槌爛，搜作餅子，炙焦為末

石為末，每服半錢，以冬瓜子煎湯調下，不拘時候。

刘氏家傳、治小兒慢脾，初生者皆可服，其狀困睡不醒，或啼不已，

全蝎 两箇，以竹針穿，微火炙香焦末之　射 少許

朱砂　西壁土

<small>西照久年者壁　泥各半久細研</small>

右和匀，丸汁調下一字，二三歲已上，量添至半錢或三字亦得，又濃煎金銀湯調下，又蜜湯亦。

劉氏家傳：治小兒吐瀉後生風慢脾者多效。

久瀉者亦治，胃虛餅子。

丁香　<small>粒五十</small>　藿香葉　<small>分</small>　木香　<small>秤一</small>

韶粉　大附子　<small>炮去皮一方各二　子大一蓋子大</small>

右為末撹匀，坐姜自然汁搜作餅子。用

鹿燈盞內水煮軟化開眼，或要急用作散

子入枣子一枚煎。

刘氏家传羌活膏治小儿急慢惊风或因吐泻后脾胃虚传作慢脾之疾。

羌活　　　　　獨活　　　人参

白伏苓　　　　肉桂　　　木香

防風巳上各三㕮　水銀　　硫黄

全蝎各二　金銀箔各三十片　真射香巳㕮

右为細末蜜和为膏每服一黄豆大薄荷汤化下。

张氏家传醒脾去虚風。

大附子一只去皮^{脐炮}

大白附子三箇炮

右件为细末，每服半钱，浓煎冬瓜子汤调下。

大全蝎^{箇七}

天麻二钱

张氏家传治小儿孩子因吐或泻，休虑发搐，作慢脾鱼口，目直视，睡不醒，目不开，钓藤饮子。

钓藤　　防风　　射香

麻黄_去 _{各乙分} 蝎梢_{各半} 蝉壳_分_{节用}

右为细末，每服一字半钱一钱，大小加减。

1374

暖陳夲作暖下同

薄荷湯調入醋一滴調勻服如四梢厥逆

入附子三兩片同水五分薄荷一葉煎二

分熱服連進三二服或吐瀉体冷多瞬用

附子半錢炮去皮臍為末或作剉散白术

一錢㕮咀蓋一箇甘草灸一寸枣一箇水

六分慢火煎全三分温㕮服作兩服休便

睽只煎史君子湯如沉香橘皮吃五六分

更吃暖驚藥三兩服乳母忌口不得再驚

莊氏家傳治慢脾風小續命丸

附子 尖一枚 硫黃 枣許大 蝎稍 七枚

1375

右为末，生姜麹糊丸黄米大，量儿加减，十

至九全百九，治小儿久泻尪羸尤妙。

莊氏家傳治慢脾风极妙，黑散子。

乾姜又半
甘草分乙

右同拌一蚬合子內用火煨存性为末，须煨
恰好，过則力太慢，每服一钱或半钱浓煎，
不及則性太烈。

烏梅湯調下，臨時更看男女大小加减服
之，须是目瞔面白慢脾胖候即與吃。

孔氏家傳治小儿慢脾驚风。

右以代赭石不枸多少，細研水飛过研，冬

1376

此仁湯調下，量兒大小，與半錢或一錢。小兒因瀉後，眼帶上三日不乳，目睛通黃如金色，氣將消絕，止服三服全愈。

王氏手集治小兒慢脾風萬安散方

厚朴　煎令後，細切焙乾
白术　湯浸半日，切片子
　　　去粗皮，以水一盞
麻黃　半分，長直者以熟湯
　　　浸軟用姜汁浸半日
乾蝎　七箇，全若麻黃鹽子
　　　上用浸若每箇用大葉薄荷裹
　　　以竹筋上炙令焦黃色，微以姜汁再浸
　　　　　　　朱砂分研
　　　　　　　各乙

右並搗羅極細，再入乳缽內，與朱砂研千

百遍、每服半錢或一字、煎金銀薄荷湯調
下、但小兒服藥後、微汗出、是效、凡小兒欲
作慢驚、必先壯熱、多睡、頰吐、若吐止即驚
止、吐不定、作慢驚、煞為難治、有此吐證、次
金液丹主之、此方傳與人、必不信、但只與
藥金液丹研開令細、以滴水為丸、黃米大
用朱砂青黛為衣、每服五十九、以上、以下
不濟事、用米飲下定吐、救生丹亦甚佳、然
十有三四不能止者、此方百无一失、若有
雖止已成慢脾者、萬安散救之、亦先失者。

1378

但費心力耳。不然十有八九不救。此二方
不可具述。千萬祕之。非至誠好事者。不可
妄傳。

吉氏家傳治慢脾風朱砂散。

朱砂　　　天麻　又　各乙　姜蚕　箇七

天南星一　白花蛇　項下内皂子大一塊

射　許少　蜈蚣　余一

右為細末。安眠一字。薄荷湯下

吉氏家傳活脾散治小兒脾用成慢脾風

天南星　去皮　半夏　　白附子　分　各等

右为末，每服半钱或一钱，小者一字，用冬

瓜子七粒，薄荷二片，酒少许，或入水少许

同煎。

朱氏家传治小儿火病后或吐泻生惊，转成

慢脾后蝎梢膏。

蝎稍　不以多少，为细末，

一又用新好者，

右用石榴一枚，开作瓮子，去子，以无灰酒

半盏，调蝎末入石榴以盖子盖定，坐文武

火上，时々搅动，熬成膏子，取出於放冷，每

服一钱用金银薄荷汤调下，忌惊勿服。

朱氏家傳治小兒慢脾風吐㿻霍亂吐瀉

丁香一 父一　霍香分三

右為末煉蜜為丸如菜豆大每服三丸或

大段吐瀉米飲下半錢

安師傳治小兒慢脾風藥方小兒率醫不效

用此藥痊好

附子炮裂去皮臍　木香不見火　內荳蔲洗

生硫黃用其藥水黃者赤者須去石者須去

右等分為細末每用冬瓜子四十九粒水

六合煎至三合入藥一錢再煎至一合為

一服，治身冷汗出至虛篏搐者，

長沙醫者毛彬傳銀白散治小兒胃虛吐瀉，
煩渴成慢脾者，

乾葛　　　　人參去蘆又

山藥　　　　白扁豆各半　　白茯苓

半夏乙分湯洗去滑

糯米一合淘洗薑汁製成餅炒黃

右件同為細末每服二錢，水八分，止薑二
片，同煎六分溫服，

長沙醫者鄭慰傳醒脾散治小兒吐瀉脾胃

1382

生风、

藿香葉　　人參　　白茯苓各一
分

天南星一ケ重七分者去心入熖砂一分
星心末封口慢
火煨熟切碎

右件為細末每服半錢入冬瓜子少許同

煎至三五沸溫眼

慢肝風第三

小兒形證論四十八候慢肝風歌

孩兒眼澀羞明目春不宣兮夏不通秋

被毒風傷肺浔次傳肝腎別尋蹤先調

五藏患方退々得肝風便有功，蓋為小

兒元氣壯，此名立䮾慢肝風，

此病肺與肝相克，見日眼不開未出月有

々目腫若，或出血者，

四十八候慢肝風羞日日腫出血豆甘胆湯

方，

甘草一截以猫

胆窠灸

右為末，每服半錢米泔調下，

四十八候云，又欲去血，目澀不開方，

蒼术不以多少，入在胆中，線縛定，煮，焦，將藥氣衝眼後，更嚼藥次汁咽，吐津尤妙。

驚退而啞第四

漢東王先生家寶治嬰孩小兒驚風並退，只
是聲啞不能言，通關散方。

右以天南星炮為末，安服嬰孩半字，或一
字，三五歲半錢，八九歲一錢。獖猪胆汁調
下，令孩兒吃嚥入喉中，便能言語。

集驗方，治小兒驚退而啞不能言語方。

木通刮　　　　防風蘆　　　川升麻　　　桂心半又

羚羊角屑　　　　　巳上各　　　　甘草炙一分

右仲藥搗為粗散每服一錢水一小盞煎

至五分去滓入竹瀝少許更煎一兩沸不

計時候量兒大小加減服之

集驗又方

臘月牛胆釀天南星 不拘多少

右研細每服半字薄荷湯調下臨臥服兒

大者服一字至半錢

驚退而齘脈不舒第五

漢東王先生家寶治嬰孩小兒驚風並退而

汗不溜齘脈不舒不能行步天麻散方

茄種　見霜者，細切焙。附子_{炮去皮臍}

羌活_焙 一分

右為末，每服五七歲半錢，八九歲一錢，射

香酒調下，一日三服，疾愈即止。

趙氏家傳治小兒驚退後，手足攣屈不能舒。

展方，

羌活　　　芎藭　　　防風_{去蘆}

天麻_煨　當歸_炒　甘草_{炙，已上各三分}

白附子_{炮，一分}

右為細末，每服一錢，以薄荷酒調下，一日三，

1387

量大小加减、

天瘹第六

圣惠論、夫小兒天瘹者、由藏腑風熱脾胃生
涎痰、涎既生心膈壅滯邪熱蘊積不得宣通
之所致也、此皆乳母食飲无常、酒肉过度、煩
毒之氣流入乳中、便即乳兒、遂令宿滯不消、
心肺生熱、々毒既盛風邪所乘、風熱相煎、觸
於心藏、則令心神驚悸、眼目翻騰、壯熱不休、
四肢抽掣、故謂之天瘹也、
茅先生論、小兒生下、有中天瘹者、心神不安、

渾身壯熱、手足抽掣、驚悸、眼目翻騰，此候因
毋飲食不常、胃肉过度、毒氣入乳、宿帶不消、
心肺相搏、風熱觸於心藏、故有此候，治者急
進奪命散，於吐下風涎。方見急慢然後用匀
氣散，方見胃氣、醒脾與調匀氣後、常服雄朱
散，方見驚門中、夾鎮心丸，方見一切健脾散，方見胃氣
不和、與眼安藥，如見眼視魚口鴉声眼黑无
門中、癇門中
光指甲黑者死候不治。

張渙論小兒心膈壅滯、邪熱痰涎、蘊積不得
宣通、或乳母飲胃食肉无度、煩毒之氣流入

1389

乳中，令兒宿滯不消，邪熱毒氣，棄於心神，致
使驚悸眼目翻騰壯熱不休，四肢癮瘀，其病
名曰天瘹甚者爪甲皆青，狀若神祟，
至惠，治小兒天瘹手腳掣動，眼目不定，有時
笑啼或嗔怒爪甲皆青狀似兒祟宜服

嚴方

龍齒 研細　　　　鈎藤　　　　　白茯苓 各半

黃丹 令細　　　　甘草 炙，剉，微　鐵粉

朱砂 研，令細　　川大黃 剉，微炒 各乙分

蟬殼 微炒 二七枚

右件药捣罗为末入研了药令匀，每服一
钱，以水一小盏，煎至六分，不计时候，量儿
大小分减服之。

圣惠治小儿天瘹，四肢拘急，时复搐搦，喉内
多涎，夜即惊厥，宜服一字散方。

天南星 炮裂

天麻

半夏 生用 七枚

蔷薇 研入 各乙分

骷石榴壳 颗

辟鱼儿 十枚

右件药，都捣罗为末，入在石榴壳内，以盐
泥封裹，于竈下慢火烧，以泥乾燥为度，取
出去壳，焙乾，捣细，罗为散，如孩儿小，即用

钱上一字，以乳汁调灌之，一岁已上，即用
酒调一字服之，当时汗出为效矣。

圣惠治小儿天瘹，眼目喎斜，手足惊掣发歇
不定牛黄散方、

牛黄 研细　　　乾蝎 生用半分

羌活　　　独活　　　木香 各乙分

朱砂 过各半又水飞　　白姜蚕 生用如颗　　乳香 栗米大

右件药捣细罗为散，都研令匀，不计时候、

以乾荆枝煎汤调下一字，量儿大小，加减
服之。

圣惠治小儿天瘹牙关急硬筋脉搐掣宜服此方、

乾蝎 七枚生用

朱砂 一分细研

射香

牛黄 研各细

猢猻頭骨 各半分炙黃

右件药捣细罗为散、不计时候、用新汲水調下半钱、极者不过三服、差、量儿大小以意加减、

圣惠治小儿天瘹及惊风、发歇不常方、

鸛鶘糞 微炒

牛黄 半分细研各

乾蝎 五枚微炒

射香 一

右件藥同研為末，不計時候，新汲水調下

半錢，量兒大小加減服。

圣惠治小兒天瘹眼目撮上，筋脉急，蚱蝉散

方

蚱蝉 微炒　　牛黄

乾蝎 七枚生用　　雄黄 并細研 各乙分

右件藥細研為散，不計時候，以薄荷湯調

下一字，量兒大小加減服之。

圣惠治小兒天瘹多驚，搐搦眼忽戴上，吐逆

夜啼遍身如火，面色青黄不食乳哺並无情

猪，水银丸方，

水银一以煮青州枣肉二

十颗同研水银星尽

白姜蚕生　白附子用並生　鉐霜又各半　南星炮使半

乾蝎用　牛黄　射香分各乙

右件药除水银膏牛黄射香鉐霜三味研

令匀如粉余四味捣罗为末都研令匀用

水银膏和丸如黍米大一二岁儿每服用

薄荷汤下三丸三四岁儿每服五丸不計

时候量儿大小以意加减服之

圣惠治小儿天瘹牛黄丸方

牛黄　朱砂　钩藤分末乙

蟾酥　射香各半　蜗牛去壳十枚

右件药都研令细，以糯米饭和丸，如黍米

大，不计时候，先以水化破二丸，滴在鼻中，

相次即以温水更下三丸，量儿大小加减

服之。

圣惠治小儿天癫，四肢抽掣，眼目戴上，精神

恍惚，皮肤干燥，身体似火，夜卧不安，心十烦

躁，热渴不止，豆眼保生定命丹方。

光明砂飞过　水银星尽各一两研令

1396

腻粉　　　　　　　　牛黄　　　　脑射各少

金箔四十片

右件药都研如粉入水银更多研令匀用
粟米饭和丸如麻子大一二岁儿每服用
新汲水研破三丸服之三四岁儿每服五
丸不计时候量儿大小以意加减服之

圣惠治小儿天瘹心肾疾壅咽喉作呀声
癸歇多惊不得眠卧保命丹方

天麻　　　乾蝎　　　蝉壳　　　白姜蚕炒各微有内

犀角屑　　　天浆子物者

白附子 天南星各炮 牛黄

青黛 朱砂並細研已各乙分

蟾酥入研 射香半分

右件藥擣羅為末、入研了藥同研令勻用

獵猾膽汁和丸如菜豆大、每服用水少許

化二丸、滴三五點、入鼻中冷嚏數声後即

冷水服一丸、日三四服、量児大小、以意加

減服之

聖惠治小児天瘹、身体壮熱、筋脉拘急、時々

抽掣、鈎藤丸方

钩藤　　胡黄连又各半　射香细研

天竺黄　　　牛黄　　　朱砂研各细

天麻已上各　白附子炮裂　乾蝎微炒

米粉乙分

右件药捣罗为末都研令匀用槐胶和丸

如菉豆大於顖门上津调摩一丸荆芥汤

下一丸立效二岁已上消详加之

圣惠治小儿天瘹眼目翻上手足抽掣发歇

不定天麻丸方

天麻末　　　朱砂　　　龙齿

1399

銓霜　天竺黃　已上各　一分

麝香　半分五味　並細研　白芥子　一分　微炒

天漿子　枚二七

右件搗羅為末、煉蜜和丸、如黃米大不計

時候、以薄荷酒、研下一丸、稍急加至三丸

或五九立效、

聖惠治小兒天瘹身體發熱、口內多涎、筋脈

拘急時發驚掣、蟬殼丸方

蟬殼　　白姜蠶　三枚　白附子　乙又酒浸

蚖蛄　炒並微　蠶蛾　微炒　烏蛇　去皮骨炙

青黛　　射香　並細研
　　　　　各乙分

蟾酥　父一

猯猪胆　一枚

右件药擣罗为末，以软饭八猪胆汁同和，
九如黍米大，先将一九用妳汁研破，滴在
鼻中候嚏即以薄荷汤下三九，三歳巳上
加九服之，

怪惠治小兒天瘹心神煩乱，撍搦不定，宜服

朱砂九方，

朱砂　研細

熊胆　分各乙

白姜蚕　微炒

牛黄

胡黄連　並細研

射香　各半分

乾蝎二七枚微炒

右件藥擣羅為末，同研令匀，以粟米飯和

九如菉豆大，不計時候，以金銀湯下三九，

量兒大小增減服之。

圣惠治小兒天瘹，多涎，及搐搦不定，抵圣帰

命丹方。

水銀一分，以少枣

射香分各半

錫桄脂一又細研水

牛黃

右件藥都細研用軟粳米飯和九如黍米

大不計時候，以新汲水下二九，量兒大小

增减服之。

圣惠治小儿天瘹多涎，搐搦歌欹不定方。

乾蝎微炒　羌活

射香乙分　蟾酥半分研人　铅霜半大研令细

右件药捣罗为末，同研令匀，炼蜜和丸如

菉豆大，不计时候，以乳汁研破两丸服之，

更量儿大小，以意加减。

圣惠又方。

天竺黄　朱砂研各细　乾蝎炒微

白附子乙分炮裂令

1403

右件药捣罗为末，同研令匀，以炼蜜和丸

如菉豆大，不计时候，以淡竹沥研下二丸，

量儿大小，临时加减。

圣惠治小儿天瘹惊风撮搦牙关急闭目吐

涎、元参丸方

元参 水银 各半 乾蝎 一分 微炒

右件药捣罗为末，以枣瓤研水银星尽，内

少炼了蜜入药末和丸，如菉豆大，三岁已

下用薄荷汤研破三丸服之，三岁已上，即

加九枚服之。

1404

圣惠入方

天竺黄　　　雄黄　　　煙脂分各乙

阿魏分半

右件藥同研為末，以醋一茶甌，煎成膏入

蚰蜒天麻烏蛇末各半分和，丸如米粒大

不計時候以溫酒下三丸，乳汁下亦得量

兒大小加減加之

圣惠治小兒天瘹，口噤戴目，手足搐搦不定

天南星丸方

天南星　　　天雄　　　白附子

1405

水銀

於銚子內先鎔黑錫半分、水銀結為砂子細研

半夏

湯洗七遍去滑谷乙分

右件藥生擣羅為末用糇膠和丸如黃米大一歲一丸三歲三丸不計時候以溫薄荷酒化下

聖惠治小兒天癇藏腑風熱壅滯四肢抽掣大小便不利臙粉丸方

臙粉

巴豆霜

射香 合半分 細研 各乙分

麝金

地龍

馬牙硝 分各乙末

右件藥都研令細以糯米飯和丸如菉豆

大一岁一丸，以薄荷汤下，三岁已上即服

圣惠又方，

巴豆霜一分　　乾蝎微
　　　　　　　　　炒

白姜蚕半两　　　藿香
　　　微炒令

右件药捣罗为末，以麵糊和丸，如菉豆大，

三岁儿，以金银犀角煎汤下一丸，如无动

静更服两丸，下恶物焙煤及丸汁相伙便

差，量儿大小加减服之。

圣惠治小儿天瘹及急惊风搐搦，白姜蚕散，

1407

方

白姜蚕 二枚 微炒　蚯蚓 乙枚 微炒

莨菪子 十粒炒 微黄　令微炒

右件药捣细罗为散用温酒调注入口中

令臕汗出即差如脑多不用鹜起如一二

岁儿患急即顿服之稍慢即分为三服

圣惠治小儿天瘹藏腑壅滞壮热搐搦宜服

保生九方

巴豆 七枚生用 去皮心

天南星 乙枚 炮裂

蚯蚓 五枚 生用

右件藥睛明時初夜於北極下露之一宿，

明旦搗羅為末取豉四十九粒，口內含不

語脫卻皮爛研和丸黍米大隨年丸數以

溫水下。

聖惠又方

五靈脂一　白附子 生用各　南星 生用各
乙分

右件藥搗羅為末以頭醋一升熬成膏後

入蠍牛末二錢射香末一錢和丸如菉豆

大每一歲一丸以㜽汁研破㖦之，如無㜽

汁即以金銀湯下入口差。

圣惠治小儿天瘹眼目搐上并口手搐动豆
服此方、

辟鱼儿一十五枚、乾者

十枚、湿者五枚、

右以奶汁相和研烂更入奶汁同灌入口
立效、

圣惠治小儿天瘹倐急塗顶膏方、

川乌头末一荳蔂子末三

右件药取新汲水调塗贴在顶上立效

博济方治痫疾及小儿瘹风灵砂丹、

朱砂又半　　大附子炮又　　青橘皮去

杏仁去皮火

巴豆春冬月一百箇，秋夏用五十枚

巴豆以水五升，慢火煮三二十沸，

右先将巴豆以水五升，煮令油出，水尽为

度，细研與平藥末和匀，以粳米飯和丸如

皂豆大，小儿癇風桃柳枝一握煎下，小儿

肚脹石榴湯下，小儿及患人相度虚實，加

减服，一方用麪姜一兩炮。

灵苑歸命丹治感願急風心邪癎疾，小儿天

癇驚風及痹熱等疾。

蛇黄以紙襯地上出火毒一宿杵羅為末

四又紫色者佳用火煆令通赤取出

更入乳鉢
研如麵

朱砂 又半　　鉄粉 又一

獖猪糞 二 又野放小硬乾者用餅子固俗
燒繁煙尽為度勿令白过忌藥少

射香 研

研令細
力候冷

右五味都入乳鉢内同研極細以糯米粥

為丸如雞頭大一切風用薄荷潤磨下一

丸小兒半丸瘡热用冷水磨下一丸分作

四服修合時忌婦人雞犬見如是大人小

見中風口噤反張涎滿者灌下一服立醒

小兒被驚及發热並以薄荷磨少許便安

此藥又名神穴丹合了排漆盤於日内曬

之灸乾㵸看，每九下有一小穴通九內，其
藥中空也，旧法須用端午及甲午日合，急
即不須。

張渙一字散方，治天痾醒風爽精神。

天南星（半生又微）

白姜蚕（炮裂）

乾蝎（各乙）　蟬殼（微炒乙夕）

右件搗羅為細末，次入蕎麥麵一分，用醋
石榴殼一枚將諸藥入在石榴殼內，以鹽
泥封裹於竈下慢火上燒之，泥乾燥為度，
取出再研匀，每服一字，溫酒調下。

殘瀝双金散方、治天瘹驚風目久不下。

蜈蚣去頭足尾用真酥慢火炙令黄置

蜈蚣砑砂子上面南立用竹刀子當脊縫中

僻青作及半箇左邊者入一貼子内寫左

字右邊者亦入一貼子内寫右字不得交

錯。

射香同水乳鉢内研作細末

一尒細研先將左邊者

却入在左字貼内枕起別用乳鉢將右邊

字入射香同研極細却入右字貼内水不

得相犯各有病者眼睛吊上止見白睛兔

角弓反張更不能出聲者

右用細葦箇子取左字貼内藥少許吹在

左边鼻裏右亦如之用藥不可多若眼未

全下更添些小以意量度其眼隨手便下

即正。

張渙牛黃散治天瘹清心截風

牛黃 半及 細研　　朱砂 水飛 細研　　射香 研 細

釣藤　　蝎梢 末 各　　天竺黃 乙 分 研 各

右件一處研勻，每服一字，新汲水調下

張渙白銀丹治天瘹涎潮

白附子　　全蝎 各乙　　粉霜

牛黃　　射香 並研 各半分　　白姜蚕

天南星 乙又一半生用

已上擣羅為細末，次用牛黃等研勻用

水銀 枚 半又，煮青州枣肉二十同研，水銀星尽成膏

右都和上件藥,石臼內搗一二百下,如黍
米大,每服五粒至七粒,薄荷湯下。

張渙抵金丹,治天瘹胷膈不利,乳食不下。

錫悅脂　陶去里水令盡乙久細研水飛

鉛霜　乙分

牛黄　半分

熊胆　並細研

射香　研

右件同研勻,粳米飯和如黍米大,每服五
粒至七粒,新汲水下。

蟾酥　研一久

萬全方,治小兒天瘹,多驚搐,眼怒戴上吐

逆,夜啼遍身如火,面色青黃,不食乳哺,並无

情緒。銀朱九方

水銀一又、煮青州棗二十　朱砂研衣作

枚同研、水銀星盡、　　　　以上

乾蝎　生　　牛黃入研　　射香

天南星半生半炒　白姜蠶　　各乙分

鈆霜　各半又研入已上　　　　用生

右件除水銀膏牛黃射香鈆霜三味、研令

如粉、餘四味搗羅為末、都研令勻、用水銀

膏和丸、如黍米大、一二歲兒、安服三丸、用

薄荷湯下、至三四歲、每服五丸、服之

│劉氏家傳天瘹翻眼向上。

朱砂通明者三

乾蝎一枚全者铫内妙过

右末之饭少许九菜豆大，患者用朱砂少

许细研，入酒内，化下一九，顿愈。

吉氏家传治小儿天瘹、急惊风，盛热宜取方

礜金熬一坭

巴豆一个不去皮

右件二味，面北门限上扞一千杵，每服一

字，薄荷汤下。

吉氏家传治惊风、天瘹、半黄膏

白附子　蝎　礜金

硯陳本作現

雄黄〈合乙分〉　蟬胵蔨〈六十〉　膩粉〈分半〉

巴豆內浸一分水一宿

右搗研極細蜜丸入腦射各少許每服皂

子大薄荷冷水下

驚風內瘹第七

漢東王先生家寶論凡嬰孩小兒驚風內瘹

盤腸氣瘹及蟲痛三者發作一般驚風內瘹

眼尾有細碎紅脉硯者是也盤腸氣瘹發動

腰先曲空啼無淚上唇乾額上有汗者是也

蟲痛則吐涎唇口紫色者是也如得驚風內

瘹即用桃符九服後卻進乳香九本門中并

大七寳散方見霍亂門中如得盤腸氣鈎即用鈎方並見并吐前門

藤膏二三服及魏香散二三服方見盤腸門中亦

須大七寳散二三服如得痄蚰蟲痛腹壯瘹蚰蟲痛腹壯瘹

痛即用乾漆散二三服并化蟲九三五服見方後云蚰痄痛者

蚰痄門中亦間與大七寳散服之便是蚰痄痛者

石壁經二十六種內驚鼠內瘹候歌

內瘹多啼子細看莫將蟲痛一般言唇

涎鼻紫為蟲痛涎唇口紫內瘹還須一云炎痛吐

黑色觀但觀紅筋生眼尾便知風候本

根源四十八候云，只看眼畔紅

其候寒熱肉薄氣血凝滯蘊結不散腹中
藥方為妙，始竟良工按古矣

筋見，有血相和愠愠班々

鎮心使[四]

痛但調氣去其積熱積冷調毒退愈

鳳髓經歌括一同有注云，宜與生銀丸越桃[五]

嚴桃散方見鎣鍚氣癎門中

至銀丸方見急慢驚風門中

又三十六種內驚風內癎候云，此候宜下蝎

稍九，未安即微下，方見搐門中

小兒形證論四十八候驚風內癎欬一同後

云此候與蛔蟲候一般，唇口紫黑是矣候目

有紅筋手在後脊高，是内瘹也。

漢束王先生家宝，治嬰孩小兒驚風内瘹桃
符九。

銀朱　　　乳香 不研 各乙子　大蒜 煨研 乙子

右先研乳香極細，後入銀朱再研，後又同
大蒜研者軟硬得所，九如此大，每服半
歲五九，一歲七九，二三歲十九，以意加減。

薄荷湯化下。

漢束王先生家宝，治小兒驚風内瘹痛不可
忍者乳香九。

乳香一分　蝎梢二七枚　没藥半分

沉香一分半

右為末，鍊蜜丸如黍米大，每服嬰孩三丸，一歲五丸，三歲七丸，以意加減，乳香湯吞下。

聚寶方辰沙散　治小兒傷冷，聚積驚風，日久变成内瘹，時人不識，呼為祟。

硇砂半分　紅芍藥　鉛白霜各乙分半

琥珀研　真珠不鑚者，為末，各乙分

右五味為末，每服一字，金銀薄荷湯調下。

张氏家传小儿婴儿孩儿内癖止痛丸。

木鳖子肉　胡椒_{各等分}

右为细末，用黑豆末，醋作糊丸，如菜豆大。

每服三四粒，荆芥汤下。

吉氏家传治小儿惊积内痛，时发壮疼夜啼。

惊吓斩邪丹。

乳香_{不见火}　没药　钩藤

木香_火　船上茴香_{炒各少分}

右为末，先将乳香没药二味，乳钵中研细，

然后匀诸药，切大蒜白三片，研细和前药。

1424

如梧桐子大，每服十九、十五、九，釣藤茴香

湯吞下，无時。

朱氏家傳治小兒驚風內瘹腹痛不可忍沒

石子九、

木香　　螺粉 燒　　草烏頭 生用去皮火

右件等分為末，用醋煮糊為九，如黍米大，

每服十九，淡醋吞下。

盤腸氣瘹第八

石壁經三十六種內盤腸氣瘹候歌

盤腸氣瘹先腰曲，无淚叶啼眼乾哭。口

開脚冷上脣烏。（鳳髓經云上脣乾，一云口乾脚冷。額上
汗流珠礫々。

小腸為冷氣所薄致使痛發腰曲為腸結
痛也，當溫小腸則痛住次去其小腸積冷
即差安也。

鳳髓經歌拓一同有注云宜與越挑散（方見
中。 本門

小兒形證論四十八候盤腸氣痛候歌（上四
句，下

前歌同，下四
句乃云。

直哭吐瀉傷荣衛，経絡一定痛難屈氣

1426

通微用三两行，却与调和自惟悴。

又歌

痛未难忍便身黑，体硬如弓一向张。如

妇胎中传邪毒，医人何不用名方。

此候气在小肠结，却不伸只将宽气槟榔

严与服，热门中并央白丁香膏，方见 未兼齿

香严相熏服，必愈，痼门中方见肚腹不可悮吃他

药吐泻伤荣卫，但只和气。

汉东王先生，有鳖肠气痼治法在鹜风内痼

论中。

漢東王先生家寶治嬰孩小兒盤腸氣瘤、鈎

藤膏方、

乳香 細研 沒藥 木香 炮

姜黃 各乙 木鱉子菌 三

右為末煉蜜為膏、每服旋嚼如皂子大、

煎鈎藤藤湯化下一丸、日三服、

漢東王先生家寶、魏香散治盤腸氣瘤、

真阿魏 久一 蓬莪茂 又半

右先用溫水化阿魏、浸蓬莪茂一晝夜、焙

乾為細末、每服一字或半錢、煎紫蘇末飲

1428

空心調下

三十六種治盤腸氣痛宣連丸方

宣連　　雷丸 各乙　木香 少 二矢

右為末用粟米飯和丸如麻子大每服十
丸飯飲下

鳳髓經越桃散治小兒盤腸氣瘹痛

越桃 少許同炒去草烏　白芷 切乙矢
去壳半夏入草烏

右為細末每服半錢或一錢炒茴香葱白
酒下

劉氏家傳治小兒盤腸氣瘹檳榔丸

1429

蚕陳本作虫

麻逸檳榔　大腹子　紅丹煆香匙

右等分末之麵糊丸大麻子大三歲巳下

小麻子大每服十九蘿蔔煎湯下三日燈

心湯下三日霹靂湯下三日其湯用姜錢

十片水一盞燒秤鉈浸水候沸止温去鉈

將此下藥虼霹靂湯

莊氏家傳安息香骨理盤腸氣㿗內㿗蚕痛

外㿗但諸般心腹痛皆治

安息香　　桃仁湯去皮尖炒黄

蓬莪茂裏煨　丈君子巳上各半又

1430

乾蝎一分　阿魏乙　茴香炒三分

右七味，除桃仁別研外，次以阿魏并安息

香，以酒少許就湯瓶口上，以盞盛蒸，開出

沙入桃仁中共研，余藥同為末，一慶煉蜜

為膏如皂，小大，生姜薄荷湯化下，隨兒大

小加減。

孔氏家傳治小兒盤腸氣，緣因懷子在腹中

時或則其母吃冷物太多，或因胎中帶不凈

入孩子腹中，每至夜深則陰氣盛逼令小兒

腹中住，至令啼哭不止，故為盤腸氣也。

大附子尖 皮炮裂為末 不可長半寸去

巴豆一粒去心膜并壳将豆内乳鉢内爛研成膏用竹帚一隔榴檫裏之以竹棒捍令油在帚上直至捍得巴豆油極盡為度

班猫 乙笛去嘴及足翼只

用匃先以麥麩炒热

右三味同研半日以麵糊為丸如栗米大每服五九以少許茴香略借氣切不可多用也菖蒲茴香湯吞下臨卧服只通使一服新修合者末可用約修合百日後通用也此藥修合下経年歳轉妙唯小兒盤腸氣最佳

吉氏家傳治小兒盤腸氣方

蘿蔔子 炒令黃色 不拘多少

右為細末，每服半錢，温酒調下，三服止。

腹肚癇第九

茅先生小兒生下五箇月日以上至七歲有
結癖在腹，成塊如梅核大，未去或似卯大，常
呌疼痛不住者，亦分教類在臍下痛者為癇，
氣下芸薹散灰茴香散與吃即愈，如見面黑、
眼視、瀉黑血、鼻口手足冷、不准食者死。 芸薹散方
見本門茴香散方 茅先生方末得所
見有四十八候茴香散方見本門

1433

茅先生小兒瘕氣芸薹散

芸薹子 炒　蓬莪荗 炮　茴香 炒

青橘皮 去白　甘草 炙巳上又乙　木香 各分

右為末每服半錢一錢用鹽酒熱調下

四十八候茴香散

茴香 炒　芸薹子 各半　田螺殼 二炙

甘草 三寸　川練子 一分用肉

右為末每服半錢煎沉香湯調下木香湯

亦得

灸二十四瘕第十

1434

莊氏集腧穴灸小兒二十四種癇法。

第一癇牙關緊口不開灸耳門相對一寸七

壯穴在直耳門延眼。

第二兒癇手脚冷眼不轉睛口中乱道灸大

拇指後紋每指七壯在大指節上。

第三瘖癇渾身壯热两手如抗頭啼哭声促

灸两手心及項前一寸谷二七壯。

第四午癇弄唇撮口灸兒門穴在乳下一麦

粒地七壯。

第五癇渾身壯热止氣摚肩喘息不調頭足

俱冷肚脹，灸兩助頸并髮心各七壯，兩助是

章門穴。

第六虎瘧目不轉睛，兩手不開乍寒乍熱，灸百會穴大柚指節上各二七壯。

第七猫瘧建牙欠口吐舌上脣灸人中穴在鼻柱下玉泉穴在挑骨下一寸第四椎兩廻各一寸半各七壯。

第八風瘧灸玉枕穴在腦杓尖頭二七壯。

第九蟭蟟瘧撮口吐沫兩手在肓前灸肩上頸臂心各三七壯。

1436

第十蛇瘨吐舌不住，灸耳童下七壯

第十一脾瘨脅內氣結，喘息不勻，灸臍下一寸三七壯，木差灸胃管齊上四脂，並穴兩傍谷四指，谷七壯，腹中鳴是灸

第十二血瘨瀉血不定，灸大敦穴三壯，在脊骨畫頭是，

第十三搜腹瘨脚冷瀉痢不常，灸脊俞腰眼上四寸是又灸穴兩傍谷一寸半谷三七壯，木差灸腰眼三七壯，

第十四心瘨吐逆不定，身体壯熱，灸百會穴

三寸、壯、未差灸後心三七壯、

第十五瘖瘂不語言、灸玉泉穴在玉枕下一寸、又灸乳上三指谷二七壯、

第十六膈瘂不熱氣食尋常多睡眼不開灸足踝骨上四寸、男內踝、女外踝、谷三七壯、又灸髮際三七壯、

第十七雞瘂手愛抵人口黑色灸後心五壯、末差灸兩手心谷三七壯、

第十八候瘂擋一边眼不住灸前後心三七壯、或有手如梳頭者、灸第六堆兩傍谷一寸

半谷三七壮。

第十九号痹身体壮热，脊梁急如反折，灸后心三七壮。未差灸第九椎两傍各一寸半三七壮。

第二十痹乾呕不定，四肢无力，灸气俞五十壮。第二十二推两傍各一寸半。

第二十一痫痹搐两手如挽弓不转睛，灸后心五十壮。

第二十二痫面青撮口，眼中泪下，此是破军星所作，灸后心五十壮。

1439

第二十三癎，驚哭不定，咬牙作声，此是魚口，星所作，灸第五椎下两傍各一寸半，各三七壮。

第二十四癎，揉眼咬指甲，此是文曲星所作，灸两手心三七壮，未差灸中指頭七壮。

長沙醫者毛彬傳小兒驚癎灸法，牙関硬，百會上灸三七壮，又灸再後一寸，當時得效。

舌舐唇連牙欠口，此名牛星癎，灸人中三七壮。

1440

愛吐逆舌不住，名蛇驚於承漿穴中灸二七

壯，

愛咬人，名狐瘹灸後心一百壯，

下元虛，腹脹氣坭排連臍，臍心灸一七壯，

齜眼樏睛，名天瘹於腳大拇指當節上灸一

七壯，

破腹害肚，米穀不消，脚脈不行是尋腹瘹病

準前之穴灸之，

多睡睧目不開，内踝上面正四寸急灸之，

猢猻祟第十一

1441

茅先生小兒生下有中猢猻噤候身微热双手捉拳按在胷前口撮不開縮肩身体一似活猢猻此候因受胎六箇月日母見人弄猢猻闹口吸着其氣坐来被凤邪相擊致發此候若不速治即死。

経聆方治小兒中猢猻噤

猶見橐燒煙焄之即解

白虎病第十一

巢氏病源小兒白虎候紫堪興應逰年圖有白虎神云太歲在卯即白虎在寅在此推之

知其神所在，小児有居處觸犯此神者，便能為病，其狀身熱，有時啼喚，有時身小冷屈指如死，似風癇，但手足不瘲瘲耳。

殘渡順正集香散治白虎病，

陰真香

沉香

乳香　研

安息香

檀香　剉各

　　　　　　去芦頭各

　　　　人參一又

茯神

酸棗仁又合半

右件捣羅為細末，每服一錢，水八分一盞，入射香少許，煎至五分，去滓溫服，留藥滓臥內燒之。

幼幼新書卷第十

幼幼新書

十一

幼幼新書卷第十一　癇論候法凡十二門

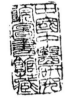

癇論第一

癇候第二

驚癇忤是三候第三

候癇法第四

截癇法第五

五藏之癇第六

六畜之癇第七

一切癇第八

灸癇法第九

1447

癇差復發第十 成癇疾也

癇差身面腫第十一

癇差不能語第十二

癇論第一

千金論曰,少小所以有癇病及痓病者皆由
藏氣不平,故也,新生即癇者,是其五藏不收
斂,血氣不聚,五脈不流,骨怯不成也,多不全
育,其一月四十日已上,至暮歲而癇者,亦由
乳養失理,血氣不和,風邪所中也,嬰兒方云,
十日以上,至暮歲,而癇者,皆由五脈不流,
骨怯不成,或乳養失所,風邪所中也,病

先身熱掣瘲驚啼叫喚而後發癇脈浮者為陽癇，病在六腑外在肌膚，猶易治也。病先身冷不驚掣不啼呼而病發時脈沉者為陰癇，病在五藏內在骨髓，極難治也。病發身軟時醒者謂之癇也，身強直反張如弓，不時醒者，謂之痙也。諸反張大人脊下容側手，小兒容三指者，不可復治也。凡脈浮之與沉以判其病在陰陽表裏耳。其浮沉復有大小滑澀虛實遲駚諸證各依脈形為治，神農本草經說：小兒驚癇有一百二十種，其證候微異於常。

便是痫候也。初出腹血脉不敛，五藏未成稍

将养失宜即为病也。时不成人，其经变蒸之

后有病馀证並宜宽惟中风最暴卒也。小儿四

肢不好惊掣气息小异欲作痫反变蒸日满

不解者並宜龙胆汤也。方见痫门中一切

凡小儿之痫有三种，有风痫有惊痫有食痫。

然风痫惊痫时时有耳。十人之中惟有一二

是食痫者凡是先寒后热发者皆是食痫也。

惊痫当按图灸之。风痫当与猪心汤食痫当

下乃愈紫圆佳。方见变蒸门中凡小儿所以得风痫

千金才作方
緊下作得下
此作比
疑作跌

者緣衣暖汗出風因入也、風癇者、初得之時

先屈指如數乃發作者、此風癇也、驚癇者起

拱驚怖大啼乃發作者、此驚癇也、驚癇微者

急持之、勿復更驚之、或自止也、其先不哺乳

吐而變熱後發癇、此食癇早下則差、四味紫

圓逐癖飲最良、去病速而不虛人、赤圓差跌

病重者當用之、此本無赤圓、諸醫方並無按

以赤圓赤圓差跌病重者當用之、今千金癖

結服滿扁中箄一方八味、名紫雙圓者、用朱

砂色當赤、用巴豆、又用甘遂。凡小兒不能乳

此䟽圓當䜺凝。此即赤圓也。

哺當與紫圓下之、小兒始生、生氣尚盛、但有

1451

微恶则须下之，必无所损，及其愈病则致溄

益者不时下则成大疾，疾成则难治矣。凡下

四味紫圆最善，虽下不损人，足以去疾，若四

味紫圆不得下者，当以赤圆下之，赤圆不下

当倍之，若已下而有餘热不尽，当按方作龙

胆汤稍稍服之，并摩赤膏癇门中

当下之，然当以猪心汤下之惊癇但按图灸

之，及摩生膏热门中不可大下也，何者惊癇

心气不定，一作足一下之内虚益令甚，尔惊癇甚

者特为难治，故养小儿常慎惊勿令闻大声

抱持之間當安徐勿令怖也又天雷時當塞
兒耳并作餘細聲以亂之也凡養小兒皆微
驚以長血脉但不欲呖驚大驚乃灸驚脉若
五六十日灸者驚復更其生百日後灸驚脉
乃善兒有熱不欲哺乳臥不安又數驚此癇
之初也眼紫圓便愈不愈復與之兒眠時小
驚者一月輒一以紫圓下之減其盛氣令兒
不病癇也兒立夏後有病治之慎勿妄灸不
欲出下但以除熱湯浴之徐熱散粉之二方亦見
壯熱除赤膏摩之又以膏塗臍中令兒在囟
門中

凉，慎勿禁水浆，常以新水饮之，小儿衣甚薄
则腹中乳食不消不消则大便皆醋臭，此欲
为癖之渐也，便将紫圆以微消之，服法先从
少起，常令大便稀，勿大下也，稀后便渐减之
不醋臭，乃正药也。凡小儿冬月下无所畏夏
月下难差，然有病者，不可不下，下后腹中当
小胀满，故当节哺乳数日，不可妄下，又乳哺
小儿，常令多少有常剂，儿渐大，当稍稍增之
若减少者，此腹中已有小不调也，便微服药，
勿复哺之，但当与乳，甚者十许日，微者五六

日止哺自當如常，若都不肯食哺，而但欲乳者，此是有癖為痰癖，重要當下之，不可不下，不下則致寒熱，或吐而發癇，或更致下痢，此皆病重不早下之所為也，此即難治矣，凡小兒屎黃而臭者，此腹中有伏熱，宜微將取龍膽湯，若其輕時兒不耗損，而病速愈矣，白而醋者，此挾宿寒不消也，當服紫圓微者，少與藥令內消，甚者小增藥令小下，皆復節，乳哺數日令胃氣平和，若不節乳哺則病易復，復下之則傷其胃氣，令腹脹滿再三下之，尚可過此傷矣。凡小兒有癖其脈大，必發癇。

此為食癇下之便愈。常審候掌中與三指脈。

不可令起而不時下致於發癇則難療矣。若

早下之此脈終不起也。脈在掌中尚可早療。

若至指則病增也。凡小兒腹中有疾生則身

寒熱寒熱則血脈動，動則心不定，心不定則

易驚，驚則癇發速也。

嬰孺論小兒驚啼瘈瘲中四肢掣動變蒸未解，

慎勿針灸爪之也。動其百脈因驚成癇也。唯

陰癇噤痓可針灸爪之爾。

婴童宝鉴

论病有瘥痫证，凡小儿如有小疾，

早为寻医勿致稽迟皆能害命凡小儿有数

疾尖而不医盡变为痫壮热尖不治为痫夾

惊伤寒不瘥为痫痰饮不瘥为痫發惊不已

为痫洞泄不止为痫欬嗽不瘥为痫夜啼不

瘥为痫容忤發不止为痫霍乱吐瀉不止为

痫睍乳不瘥为痫瘷瘩不乾常有青黄水出

久则为痫已上病状皆能变为痫疾也

患眼观證论夫小儿惊不医者成风风不医

者成痫痫不医者成痘既成痘则难以用药

痫亦分数种，有惊风痫，多惊即发。有乳风痫，

食乳衝肺即发。发即吐乳，急急有肝风痫，四

季多发。发即寒热噤，有肺风痫，冬月多发。

即口噤面黑。大抵痫病不能害命，只邪气在

心，须重吐下，常服镇心汤药，如觉发时一边

手足动此，不可吐，微觉麻痹，不能举手兼说

话亦不分晓，牙齿皆黑，此风涎及邪气闭塞

窍内也。

痫候第二

痫候。痫者，小儿病也。十岁已上为

1458

癫，十歲已下為癇，其發之狀，或口眼相引，而

目睛上搖，或手足掣瘲，或背脊強直，或頸項

反折，諸方說癇名證不同，犬體其發之源，皆

因三種，三種者，風癇，驚癇，食癇是也，風癇者，

因衣厚汗出，而風入為之，驚癇者，因驚怖大

啼乃發，食癇者，因乳哺不節所成，然小兒氣

血微弱，易為傷動，因此三種，變作諸癇，凡諸

癇正發，手足掣瘲，慎勿捉持之，捉則令曲戾

不隨也，

芽先生小兒生下有中驚癇候，瞪目手雙攝

1459

搦脊脊強直，手足掣搐，壯熱數發，時常發為驚癇。

茅先生小兒有中風癇候，眼細眼頭項返報，啼叶瘀瘀肚中膨緊屈指，此候春夏發，或四季發，故為之風癇驚癇風癇。凡有此二候，本因母將攝失理，或衣厚而出，腠理開張風邪乘虛而入，所治者總見發時，急用睡驚膏見方，慢驚風一服半日間通下風涎惡物，便進勻門中見胃氣醒脾散不和門中一方見慢乘虛而入驚風一服半日間，有二方一方見胃氣醒脾散不和門中一方見驚門中氣散不和門中醒脾散不和門中見驚門中脾風與調後常服朱砂膏積門中雄朱散見方

1460

驚癇與服即愈。

門中

大凡癇病亦分藏腑，渾身先微熱，而後發癇

即為腑病，其寸口脈浮為陽癇，此循易治，若

先體不熱，不因驚觸不啼不喚而得藏病，為

陰癇脈證，更目直不作聲，眼生白障，牙關噤

肚脹不進食，下黑血，死候不治，

漢東王先生家寶兒嬰孩小兒，累受其驚用

藥不差，變作驚風十歲已上為癲，十歲已下

為癇，

風癇者，因出汗解脫，因風而入，謂之風癇，食

癇者因乳哺失節，多食硬物，致傷藏腹，或失

睞利，結積成塊，變成其患。

驚癇者，或因驚撲犬人高聲叫喚，孩兒血氣

未成，精神未實，遂發驚癇，如有此三癇，牙關

不開，進藥不得，宜先用開關散，方見一切指（癇門中）

口兩角，口自然開然後依次茅用藥取效。

嬰童寶鑑：癇病死後，手足癱瘓，脈沉，身體軟，

不時醒臥，久不寤，腹滿轉鳴，口噤不進乳，反

張強直脊，吐瀉不止，厥癇特起，下血身熱瘦，

直視瞳子不動，汗出發熱，不特手足癱瘓喜

驚

患眼觀證小兒癇候云發癇者，只因驚後取驚氣未盡或當風坐立，或再驚著，其邪愈傳歸入心藏，姦邪氣潮心，故令眼目翻張，非時搐搦。

秘要指迷癇候云，凡癇疾有數般，不可盡述。

且說五藏表裏受風形狀初受驚癇目反視踞坐擊頭脣支青色，面青黃，此乃病傳此肝若脣黑眼慢，旬日死，風癇口吐白沫，已傳受心藏發歯咬人，或即口頰手指青黑，或醒而發若指黑色，面青黑，乃五日內死，臍風發癇，面虛腫搐搦，手足搖動，兩臉白，病已傳肺，面如土色者七日而死，搐搦或夢中啼笑，下盡咬人，方似慢脾形狀，若眉帶黑色，病傳入腎，腎已絕，旬日而死。脾癇之狀，喉如鋸鳴多睡，不進乳，口乾脣赤，眼白多，此病旦夕而死。

驚癇忤是三候第三

漢東王先生論驚癇忤三候，大抵略相似，皆口面青黑，嘔吐涎沫，頸項強直，手足搖動，但驚即發拳搐癇，即搐搦，忤即掣瘲，驚則喉中涎響癇則口中涎出，亦涎響忤則口吐青黃白沫驚則雙目直視，癇則口眼相引，而目睛上搖忤則眼不上摔，不可得而同也，然病初治之，亦可一法，

漢東王先生家寶治嬰孩小兒驚癇忤手足瘈瘲頭項強直狀似角弓，歸魂散方，

蠍梢 半炒 乙戈

蜈蚣 赤腳者 半條 炙 乙戈 水銀粉

麝腦 字 各乙

花蛇肉 酒浸一宿 秤一兩 黃

天南星 一宿 令為末 秤半兩 切碎用生薑自然汁浸

川烏頭 尖 生七箇

右为末，每服婴孩半字或一字，二三岁一
字以上，四五岁半钱，金银薄荷汤调下，量
儿虚实加减。

候痫法第四

巢氏病源欲发痫候，夫小儿未发痫欲发之
候，或温壮连滞，或摇头弄舌，或睡裹惊掣数
龁龁如此是欲发痫之证也。

千金候痫法云，夫痫小儿之恶病也，或有不
及求医而致困者也。然气发於内必先有候，
常宜审察其精神，而探其候也。

手白肉鱼际脉黑者，是痫候，鱼际脉赤者热。

脉青大者寒，脉青细为平也。

鼻口乾燥，犬小便不利，是痫候。

眼不明上视喜阳，是痫候。

耳後高骨上有青络盛卧不静，是痫候，青脉刺之，令血出也。

嬰童寶鑑云：耳後高骨上有血脉破，令其血出也。

叁伍路青脉如绦起者，宜为刺之，令血出也。

小兒髮逆上啼笑，面暗色不变，是痫候。

鼻口時青小驚，是痫候。

目閉青時小驚，是痫候。

1467

身熱頭常汗出，是癇候。

身熱吐哯而喘，是癇候。

身熱目時直視，是癇候。

臥惕惕而驚，手足振搖，是癇候。

臥夢咲，手足動搖，是癇候。

意氣下而妄怒，是癇候。

目瞳子卒大異於常，是癇候。

喜欠目上視，是癇候。

咽乳不利，是癇候。

身熱小便難，是癇候。

身熱目視不精是癇候。

吐痢不止，厥痛時起是癇候。

弄舌搖頭是癇候。

已上諸候二十條皆癇之初也，見其候，便爪

其陽脈所應灸爪之皆重手令兒驚啼乃絕。

亦依方與湯。嬰孺云，並服

五石紫圓湯。

直視、

瞳子動、

腹滿轉轉鳴、

下血身熱、

口噤不浮乳，

反張脊強，

汗出發熱，

為臥不露手足攣瘲喜驚，驚、

凡八條，癇之劇者也。如有此，非復湯丸爪所能
救便當時灸之。

千金又曰，若病家始發便來詰師，師可診候
所解為法依次序治之，以其節度，首尾取差
也。病家已經雜治無次序，不得制病，病則變
異其本候，後師便不知其前證虛實，直依其

後證作治，亦不得差也。要應精問察之為前

師所配，依取其前蹤跡以為治，乃無逆耳。前

師廢湯术應數劑乃差，而病家服一二劑未

效，便謂不驗，已後更問他師。師不尋前人為

治寒溫次序，而更為治，而不次前師治則弊

也。或前已下之後，須平和療以接之而得差

也。或前人未下之，或不去者，或前治寒溫失

度，後人應調治之，是為治敗病，皆須遂射之

然後兑耳不依次第及不審察义及重弊也。

病法第五

聖惠論小兒未發癇之前及欲發癇之候，或壯熱連滯，或搖頭弄舌，或眼目抽掣，如此是欲發癇宜早療之也。

張渙論小兒驚不已即變成癇疾，又有不因驚而變成癇者，然初亦有証可驗，未發之前身體壯熱連滯不歇，素有痰涎咽中呼呷作聲或搖頭弄舌眼目斜視眠睡驚掣如此必是欲發癇之證宜截之。

外臺救急中軍候黑圓療諸癖結痰欲等大良

切治小兒欲發癇方

桔梗

桂心各四　巴豆八分去心皮熟

芫花十二分熟　　杏仁五分去皮尖

　　　　　　　杏仁二仁者熟

右五味先擣桔梗桂心芫花成末別擣巴

至杏仁如膏合和又擣一千杵下蜜又擣

二千杵圓如胡豆漿服一圓取利可至二

三圓兒生十日欬癇發可與一二圓如黍

米大諸腹不快體中覺患便服之得一兩

行利即好忌猪肉生葱蘆笋等物

聖惠治小兒未滿百日聚口吐沫此欬作癇

候腹內有冷熱癖實宜服牛黃散方

1473

牛黄 研細　　細辛　　黄芩 去芦頭

當帰 剉微炒　　甘草 炙微赤炒　　防風 去芦頭各乙分

柴胡 去苗乙分半　　川大黄 微剉碎微炒　　蜣蜋 微炙三分

蚱蝉 三枚微炙

右件藥搗細羅為散、每服一錢、以水一小

盞煎至五分、和滓不計時候、量兒大小、加

減温服、

聖惠治小兒心腹結實、身體壮熱、四肢不利、

心神多驚、或發癇者茯神散方、

茯神　元参 各乙两半　川升麻

1474

秦艽〔去苗〕　龍膽〔去芦頭　各乙兩三〕　寒水石〔二兩〕

川大黄〔剉碎微炒〕　川芒硝〔兩〕

右件藥擣粗羅為散每服一錢以水一小

盞煎至五分去滓分溫二服早晨午後各

一服更量兒大小以意加减

聖惠治小兒壯熱欲發癇或時時四肢抽掣

多吐白沫宜服钩藤散方

钩藤　甘草〔剉灸赤〕　川升麻

石膏〔各半兩〕　人參〔去頭芦子芩〕

犀角屑　川大黄〔剉碎微炒各一分〕

1475

蚱蟬 微炙 三枚

右件藥擣粗羅為散。每服一錢。以水一小盞。煎至五分。去滓。入竹瀝半合。牛黃末一字許。看兒大小。分減服之。

聖惠治小兒壯熱欲發癇。心神驚悸多啼。或吐白沫。龍齒散方。

龍齒　　川芎　　鉤藤

川升麻　　子芩　　防風 去蘆頭

犀角屑 分 各三　麥門冬 去心焙 乙兩 去

右件藥擣粗羅為散。每服一錢。以水一小

1476

盞入竹葉七片，煎至五分，去滓，分為二服，

日四服，量兒大小，以意加減。

聖惠治小兒壯熱欬發癇宜服退熱清凉散

方

白藥子　　甘草炙微赤剉　鬱金

黃芩　　　天竺黃乙分細研各

麝香半分細研　朱砂水飛過半分細研

右件藥擣細羅為散，都研令勻，不計時候，

以溫水調下半錢，量兒大小加減服。

聖惠治小兒頭額體背俱熱，大便秘澁，眼赤

心悶作腥，作驚，精神昏濁，與人不相主當歌

作癇狀藍葉散方

藍葉

釣藤

子芩

元參仁

人參 頭去芦

川升麻

犀角屑

知母 各半兩

葛根 三分

射干 各一分乙

右件藥搗，細羅為散，五歲兒以竹瀝半合

調半錢服，日三服，量兒大小以意加減服

之，若未辦合煎藥，可服元參生犀升麻葛

根竹瀝生姜汁大豆汁他黃汁皆可單服

1478

又取少蚰蜒囊水調服之良。

啼淚不出，發熱作時不喫乳食，大便秘澀眼
觑露白，手足逆冷牛黃圓方。

牛黃　研細　　　　川大黃　剉碎微炒

川升麻　　　琥珀　　　　　菉豆粉

大麻仁　各半兩

右件藥擣羅為末，鍊蜜和圓如梧桐子大，
不計時候以熱水研一圓服之，至五七歲，
加金箔銀箔各五片藥兩圓研化下服之。

1479

《圣惠》治小儿欬嗽痫极热不已，生葛汁饮子
方、

生葛根汁　竹沥各乙　牛黄如杏仁大细研

右件药相和，每服半合量儿大小加减服
之、

《圣惠》治小儿歇发痫壮热如火，洗浴石膏汤
方、

石膏伍两　菖蒲二两　雷圆三两

右件药捣碎，以水煮取三升，适寒温浴儿
并洗头面佳、

嬰孺治小兒驚熱欬發癇消熱定驚煎方

柴胡　升麻　梔子仁

芍藥 分各七　知母 分各八

寒水石 分十二　子芩　甘草 炙二分

竹葉 切一 升

杏仁 尖炒別研 六分去皮

右以水四升七合煮取一升半絞去滓內

蜜葛汁於文武火煎攪勿住手至一升二

合一二月內及初滿月兒一合為三服中間

進乳出一月一服半合五六十日兒一服

一合百日兒亦一合出一百日服一合半

一二歲二合，日二夜一，冷溫服之

嬰孺治少小心驚、防病牛黃湯，又治癇發瘲，
醫不便治者方，聖惠方同。

牛黃　　　　　芍藥

蜣螂　　　　　蜂房　　　　黃芩

人參　　　　　葛根　　　　甘草 炙

蚱蟬 炙　　　　芒硝　　　　芎

桂心 分　各乙　大黃 用半兩

當歸 分二　　　石膏 用半兩 碎聖

右前件藥細切，取豚五歲及卯，以水一斗

杏仁 炒去
皮尖

三分聖惠

四分碎
用半兩

1482

煮藏卯得三升，去滓澄清，內諸藥，煮取一

外三合，去滓，下芒硝洋盡，一服一合，日三

夜一，臨卧。末牛黃內湯中，常用大驗。蚱蟬

蚖蛈各五箇死　芒硝用生

姜三片，水一升，煮取二傍

嬰孺治少小癇候，夜啼不止，蚘腦圓方

雄難腦　　丹砂分各三　　牛黄
　　　各三

當歸分
　各三

右為末，以難腦和杵七百下，圓麻子大，百

日兒服一圓，日二，量兒大小加減

嬰孺治少小癇候，胎寒台下嘔聚，夜啼不止

雀屎圓方

雄雀屎^炒　麝香　牛黃^{一分　研入合}

右為末，蜜圓黍米大，一月兒與一圓，日一服。服時極送藥着咽中，吮乳令節時咽喉不久停口中而散也。後稍加之，百日兒麻子大一圓，日三臨服挺圓勿先圓下，四十日後，牛黃與麝香，可如使多也。為是一歲兒也。

嬰孺治少小滯實不去，內有熱，搖頭弄舌欲作癇茯苓湯方。

茯苓云茯神二分一　蚱蝉炙三箇　雀甕炙二箇

蛇蜕皮半分　鐵精　芍藥　柴胡

麻黃去節　黃耆

當歸　人參各分乙

右切，以水三升，先煮麻黃十沸，去沫，內諸

藥，煮一升五合為四服，百日兒一日服盡，

大小以意加減。

嬰孺治少小始滿月變蒸，時患驚欬，作癇已

股四味湯及紫圓已，大下，熱猶不折，腹滿脹，

目視高者，宜此除熱地黃汁湯方

地黄汁半　黄芩分三　大黄

甘草炙各二分　栀子仁分二

右切以水八合煮至四合去滓下地黄汁

服一合日進三服夜一服

嬰孺治七月兒生後有熱欲作癇茯苓湯方

茯苓　黄芩　釣藤

大黄分各乙

右切以水一升煮三合為三服或五服熱

多者加黄芩一分生三七日以後若加大

黄一分量兒大小加之

1486

張涣獨活散方，祛風截癇。

獨活

羌活

川升麻 刽細

酸枣仁 凈

人参 去芦头己 刽細 刽微炒

琥珀

川大黄 各半两

右件搗羅為細末，每服一錢水一小盞，入
金銀薄荷各少許煎至五分，去滓枚溫服，
不拘時候。

張涣定心膏方，安神治欲發癇。

生葛根 取汁畔合許如無生苜只用乾
竹瀝 法旋取 大麻仁 分研一刽細水浸一宿慢火熬取汁

已上三味同研匀，次入

朱砂 研，半两，细 牛黄

菜豆粉 一两，已上
盖研匀

麝香 各一
分

右件同於石臼中捣三二百下成膏，如鸡
头大，每服一粒至二粒，煎人参汤化下。

張渙清涼丹方 治壮热连滞欲作痫。

鬱金　黄芩　犀角 末，各一
分

白芍药 半分

已上同捣罗为细末，次用

脑麝 各研，一分　天竺黄 细研，一分　好朱砂 研，半两，细
水飞

右件一處拌勻、煉蜜和、雞頭大、每服一粒

至二粒、煎人參湯化下。

殘澳知母散治心熱弄舌欲作癇

知母　乙

葛根　剉　兩

釣藤　各乙

外麻

黃芩　分

藍葉

人參　去蘆頭

各半又

右件搗羅為細末、每服一錢、水八分入竹

瀝三兩點煎五分、去滓、枚溫服、

殘澳洗浴菖蒲湯方、散風截癇

菖蒲　玖節者

三分乙寸

防風

荆芥穗两各二 石膏 梅根又各乙

右件捣罗为粗末每用五匙颈水三碗煎

三五沸逐寒温浴儿先洗颈面次浴身体

为佳

孔氏家传治小儿曰吐利欲作痫宜服五苓

散方见伤寒自汗门中

五藏之痫第六

五藏之痫后篇也灸法并在

千金论五藏之痫

肝痫之为病面青目反视手足摇婴童宝鉴云手足瘈疭

瘈疭

心痫之为病面赤心下有热短气息微数瘇

宝鉴云短气微喘。

脾痫之为病面黄腹大喜痢。

肺痫之为病面目白口沫出

宝鉴云肺痫面目反视如枯骨口吐涎沫。

肾痫之为病面黑目正直视不摇如尸状

婴童宝鉴云肺痫面目反视如

膈痫之为病目反四肢不举。

肠痫之为病不动摇

婴童宝鉴云肠痫身体

手足亚不动摇但直而不至痉。

右五藏痫證候

嬰童寶鑑五藏癇外又有異癇面白啼呼色
有變易

錢乙論凡治五癇皆隨藏治之，每藏各有一
獸並五色圓治小病也，犬癇反折上竄犬叫
肝也，羊癇目睛吐舌，羊叫心也，牛癇目直視
腹滿牛叫脾也，雞癇驚跳反折手瘲雞叫肺
也，豬癇如尸吐沫豬叫腎也，五癇重者死，病
後甚者亦死，

錢乙論五色圓方，

朱砂研 半兩　　水銀 乙分　　雄黃熬 二兩

真珠_{末乙}_{丙研} 铅_{三两同}_{水银熬}

右炼蜜圆麻子大、安服三四圆、煎金银薄荷汤下、

六畜之痫第七_{灸法并在后篇}

千金论 六畜之痫、

马痫之为病、张口摇头、马鸣欲反折、

牛痫之为病、目正直视腹胀、

羊痫之为病、喜扬目吐舌、

猪痫之为病、喜吐沫、_{婴童宝鉴云、猪痫口}_{吐涎沫依日视人}

狗痫之为病、手屈拳挛、_{婴童宝鉴云、手}_{屈两足挛挛、}

犬痫之为病、手屈拳挛、屈两足挛挛、

雞癇之為病搖頭反折喜驚自搖

右六畜癇證候

嬰童寶鑑六畜癇外又有烏癇脊口撮聚目

手俱搖蛇癇身軟頭擧吐舌視心

慱濟方治小兒五般癇牛癇即牛聲馬癇即

馬聲狗癇即狗吠羊癇即羊鳴雞癇即雞鳴

五癇病者臟腑相引邪氣盈起寒厥各識于

顧口吐沫須史如甦復作神灸雄黃圓方與

錢氏五色圓同但慱濟水銀用八分兵五色 錢氏

圓方見 前篇

一切癎第八

外臺小品戴元中記曰，天下有女鳥一名姑

獲，又名釣星鬼也，喜以陰雨夜過飛鳴徘徊

人村里喚得來也，是鳴淳雌無雄，不羞喜落

毛羽於中庭，置入兒衣中使兒作癎必死，即

化為其兒也，是以小兒生至十歲衣裳不可

露七八月尤忌之。

張喚論小兒癎疾最惡病，自古說癎止有三

種，至晉唐問神仙名醫諸人，方治講究一切

諸癎，

惠眼觀證癇病形候大抵數類皆因積驚遇

時而發邪氣傳歸心藏每發時屈指如數物

良久眼直視口嚼涎沫腰背強直忽然死良

久即甦一日之中常三五次發其候手足逆

冷是也醫者只作驚風治之必難得瘥此病

驚邪氣傳入筋骨以膃驚膏重下數口白涎

方見急驚次用朱砂膏方見夾用去風藥
風門中　　　　　　熱門中

調理如吐後或不說話無妨為吐損心氣至

來年此時又恐再發復下前件藥即差

吉氏家傳癇有八候前四什後曰僵畫曰陽

夜日陰，罵人日顛，咬人日邪，一日十數次發，日癇，小年有此患日呆，

茅先生小儿初受癇病歌。

渾身壯熱腰背強，兩眼瞪眠是尋常，四
肢抽掣多啼叫，時發時惺子細詳。

又小儿癇病死後歌。

四肢瘦瘠脉還沉，身體如綿不暫醒，緊
嗔牙閉難進乳，更無腹滿轉虛鳴，汗出
熱来時又至，渾身壯熱喜生驚，直饒便
是虛醫手，手足縱橫也不停。

1497

石壁经三十六种惊风三发恶候歌

搐来三度便成癎，受哭心中聚毒涎，曾

被医人频为取，散入筋间病益传。風髓
經云

心脉

传

雙眼有如羊羊瞳，四肢软弱不能安，十四
八候敕同此一句乃云，口生白沫不堪
言，風髓經云此一句云，涎如膿白不能
安，涎生先泡鱼他事，却请医流手细看，

此始初失治则便有此候，本法当散其風

頉表之类其目如羊眼羊開羊合手足皆

软若色光明弁瞳易竟即易治，若瞳重面

無光澤其睛不傳者不治也。

鳳髓經此歌亦同仍有注云與白鶴丹慢驚方見門中生銀驚風門中方見急慢驚風門中

小兒形証論四十八候驚風三發惡候歌一同後云此病驚風後醫人取散驚涎入經絡
蔦癇安發口生白沫如水沱光者醫得若同
碎黙若難除若要患垄宜火服蚰蜒圓此乘
不吐不瀉只磨經絡驚涎。見蚰蜒圓方本門中

本草治小兒癇方。見本門中

烏鴉月者乙枚臘

1499

右入亂泥煨燒為灰飲下。

子母秘錄治小兒癇方，

鼈甲炙令黃色

右擣為末取一錢乳服亦可蜜圓如小豆

大服。

子母秘錄治小兒癇方，

刮青竹茹三兩

右以醋三升煎一升去滓服一合魚治小

兒口噤體熱病一方只用竹瀝一合溫與

兒服之。

葛氏治小兒癇疾方。

牡鼠一枚，乙

右取腹火貪食者可以黃泥裹燒之，細捼去骨取肉，和五味汁作羹，與食之，勿令食着骨，甚瘦人。

葛氏方，治小兒卒得癇，剌取白犬血一棗許含之，又塗身上。

萬氏附後方，治卒得癇

釣藤　　甘草炙

右各二分，水五合，煮取二合，服如小棗大。

1501

日五夜三、

葛氏肘後又方

水銀許 小豆

右先將水銀安一瓷盞中沉湯煮之一食

火服時勿大仰兒頭恐入腦亦可以壓

切熱矣唉近世多不煮只以紙裂過服。

葛氏肘後方，小兒百日病癇，蛇蚘湯

蛇蚘皮 三寸炙脛 陳白五廿

黃耆 細辛 甘草 釣藤

大黃四分 蚱蟬至惠去足四枚炙 去頷蟲足。

牛黃伍大豆許

右八味切以水二升半煮取一升一合。百

日小兒一眼二合甚良。外臺備急云療少

小百二十種癇病胷中病若窮地無藥可

一二味亦合。不可備用然大黃不得闕。

葛氏肘後小兒二十五癇大黃湯方。

大黃　　甘草炙　　當歸各乙兩

細辛分一

右擣篩以一指撮者一升水中煮取二合

一歲兒温與乙合日二得下即愈。

1503

葛氏肘後江荔萬病湯主小兒癇方

當歸　　細辛　　礜石

甘草炙各二兩

右以水四升煮取一升去滓內白蜜雞子

大分為五服當日令盡則大良

葛氏肘後療小兒癇極方

茯苓　　龍齒分各二　釣藤

芍藥　　黃芩分各一　甘草分半

蚱蟬翅足炙二枚去　牛黄豆許

右擣細研末入竹瀝一合研候湯欲成下

以東流水二斗，銀器煮金銀各十兩，取五

升，入藥煎取一升半，間乳細細與服，此療

未出月小兒，若大即加藥，此方是張大夫

家祕。

千金龍膽湯　治嬰兒出腹，血脈盛實，寒熱溫

壯，四肢驚掣發熱，大吐呪者，若已能進哺中

食實不消，壯熱及變蒸不解，中客人鬼氣并

諸驚癇方，悉主之，十歲巳下小兒皆服之，小

兒龍膽湯第一，此是新出腹嬰兒方，若日月

長大者，以次依此為例，若必知客忤及有魃

錬當銖字

氣者、可加人參當歸各如龍膽多少。忌一百

日兒加三錬、二百日兒加六銖、一歲兒加半

兩、餘藥皆準耳。

龍膽　　　　　　鈎藤皮　　　柴胡

黃芩　　　　桔梗　　　勺藥

茯苓作茯神　甘草六銖　蜣蜋二枚

大黃乙

右十味咬咀、以水一升、煮取五合為劑也。

服之如後節痩藥有虛實、虛藥宜減藥㄰

水也。兒生一日至七日、分一合為三服。兒

生八日至十五日，分一合半為三服，兒生十六日至二十日，分二合為三服，兒生二十日至三十日，分三合為三服，兒生三十日至四十日，盡以五合為三服，皆得不即正勿復服也。

千金治少小癇，心腹熱，除熱丹參赤膏方

丹參　　　　　雷圓

　　　　　　　　　芒硝

戎鹽　　　　　大黃各二兩，千金翼分三兩。

右五味㕮咀，以苦酒半升浸四種一宿，以成煉猪肪一斤煎，三上三下去滓，乃内芒

1507

消膏成以摩心下令冬夏寸用一方但用丹

参雷圓亦佳。

千金小兒出胎二百許日頭身患小小瘡治

護小差復發五月中忽小小欬嗽微溫和治

之因變癇一日二十過發四肢繑動背脊躯

魷眼反須史氣絕良久復甦己與常治癇湯

得快吐下経日不問尔後單與竹瀝汁稍進

一日一夕中合進一升許發時小瘥明日與

此竹瀝湯得吐下發便大折其問猶稍稍瘈

竹瀝汁竹瀝湯方

1508

竹瀝　五合

黄芩　参銖　十　　羚羊角　屑錙

木防己　各六銖　大黄　二刀　茵芋　三銖乙

麻黄　去根　白薇　桑寄生　地六銖乙

草薢　甘草　炙各半刀　白术　方作白鮮

右十二味㕮咀、以水二升半煮取藥減半

內竹瀝煎取一升、分服二合、相去一食久

進一服、一方、無草薢、一方、無

千金翼治小兒癇方

右將馬銜繩煮洗兒、

外臺備急又療少小二十五癇大黄湯方

1509

大黄　　　甘草炙　　甘皮

當歸各乙　　細辛兩半

右五味搗篩，以三指撮，著水一升，煮取二

合，一歲兒服一合，日二。

外臺備急古今錄驗赤湯療二十五種癇，吐

痢寒熱，百病不乳哺方。

大黄五　　當歸　　芍藥

黄芩兩　　蘆藘　　甘草炙

桂心　　　人參　　赤石脂

牡蠣熬　　紫石英　　麻黄二刃去節各

右十二味擣篩令調盛以常裹八歲兒以

乾棗五枚用水八合煮棗取五合兩指撮

藥入湯中煮取三沸去滓與兒服之取利

微汗自除十歲用棗十枚三指撮藥水一

升煮三沸服之此湯療小兒百病及癇神

驗

外臺備急又療百日及過百日兒發癇連發

不醒及胎中帶風體冷面青反張亘服麻黃

五癇湯方

麻黃_{去節二分嚶}_{方用乙分}　羌活

乾葛　各二　甘草　用炙二分半嬰孺

杏仁　皮尖碎嬰　二十枚去

枳實　麩炒二分嬰孺方用三分

升麻　嬰孺方用四十箇

黄芩　各三

大黄　分各四　柴胡

芍藥　分三　釣藤皮　用乙分半嬰孺方　分

蛇蛻　嬰孺方用六　蚱蟬　去足翅炙二枚　石膏　碎六分　寸炙嬰　用二

右十五味切以水二升并竹瀝五合煎取

六合每服一合佳嬰孺方以水二升半竹瀝二合煎取六合半爲

五服

聖惠治小兒五種癇手足動搖眼目反視口

1512

吐涎沫心神喜驚身體壯熱朱砂散方

朱砂　　　　牛黃研　　白斂
並細

露蜂房　　　杏仁麩炒微黃各一分

桂心又半

右件藥擣細羅為散入研了藥令勻每服

以乳汁調下一字日五服量兒大小加減

服之

聖惠治小兒豬癇驚惕瘛瘲及中客忤宜服

牛黃圓方

牛黃細研　人參　防風蘆頭各去

細辛　赤芍藥　藜蘆根

當歸半兩 已上各剉　峠蟬七枚去翅足微炙嬰孺月二分

川大黃碎研炙　甘草微赤剉

蛇蛻皮嬰孺方用二分 五寸炙令黃色　巴豆三十粒去皮心碎如

麝香孤方用二分 乙炙細研嬰

骨

右件藥擣羅為末，入巴豆研令勻，煉蜜和
擣三貳百杵，圓如麻子大。初生一月至百
日兒，每服一圓；一歲至三歲服兩圓；四歲
至五歲兒，每服三圓並用薄荷湯下，令快

1514

利为度。婴孺方云，若妃惕惕惊及中人温
壮发热腹满有不调增服令快利为度量
儿大小虚实与服。

聖惠治小儿未满月及出月壮热发痫宣服
釣藤散方。婴孺方用釣藤

釣藤皮 乙分 婴孺方

蚱蝉 用一枚去豆足炙

川升麻 黄芩夊

石膏 乙分细研婴

蛇蜕皮 孺方用二寸微炙婴

柴胡 苗去

甘草 乙分炙

乙分微炙婴
孺方用五寸微炙婴
孺方用二寸

川大黄

半两剉碎微炒

川大黄<small>婴孺方用二分</small>

右件药捣粗罗为散，每服一钱，以水一小

盏，煎至五分，去滓，入竹沥半合，更煎三两

沸，量儿大小，分减温服，婴孺去，得利见汤

色出者停，后服至五六十日儿，一服一合

若建发不醒者，加麻黄一分去节。

圣惠治小儿初生百日内发痫蚱蝉散方。

蚱蝉<small>炙微</small>　赤芍药<small>各三</small>　黄芩<small>各半</small>

甘草<small>赤剉半分婴孺</small>　黄耆<small>剉</small>　细辛<small>两</small>

钩藤<small>方用二分</small>

1516

蛇蚰皮 五寸炙令黄色 嬰孺方用二分

麝香 乙矣細研嬰 嬰孺方用半分

牛黄 乙分 細研

川大黄 乙矣 剉 碎微炒

右件藥擣粗羅為散每服一錢以水一小

盞煎至五分去滓量兒大小分減溫溫服

之嬰孺方云治小兒五十日發癇諸藥不

愈者又云五十日兒麝香牛黄不必兩用

十一物者治百日兒也

聖惠治小兒百日內發癇連發不惺及胎中

帶風體冷面青身體及張麻黄散方

麻黄 去根 甘草 炙微赤剉 鉤藤 各一分

1517

羌活

川升麻　剉　各半　蛇蜕皮　令黄

柴胡　三分　去苗　各

川大黄　剉碎　微炒

葛根　剉　半两

子芩　分　各一　灸

蛇蜕皮　五寸　令黄

石膏　乙两　细研

蚱蝉　二七枚　微灸

枳壳　黄去瓤　麸炒微

杏仁　仁半两　麸炒　微黄　去皮尖　火燮

右件药捣粗罗为散，每服一钱，以水一小

盏，煎至五分，去滓，更入竹沥半合，煎三二

沸，量儿大小，分减服之。

圣惠治小儿诸痫，宜用固颅大黄膏方

川大黄　三分　雄黄　丹参

黄芩 分各乙　生商陸 乙夕　猪脂 乙斤

雷圓　附子 去皮臍生用各半夕

右件藥擣碎以猪脂先入鍋中以文火熬

令鎔以綿濾過然後下藥煎令七上七下

去滓細研雄黄下膏中攪令至凝於瓷器

中盛每用少許熟炙手摩兒顖及掌中背

脇皆使遍記以蛤粉粉之

聖惠治小兒癇及百病傷寒雷圓膏方

雷圓 分乙　甘草 坊用五分各乙夕嬰孺　川升麻 二味各二夕

莽草 方用月

防風 乙及去芦頭　桔梗 二分去芦頭

白术 方用二分
嬰孺用五分
三分嬰孺

右件藥捣羅為末、以猪膏一片、先入鐺慢火煎令镕後、下藥末、以柳篦不住手撓成膏綿濾入瓷合盛之、每有患者摩其頂及背上。

嬰孺方云東郡泯陽張子良不用針灸、只用此膏小兒癇及腹中病熱、摩腹背令遍待乾粉之、立愈。

靈苑大金箔圓、治一切風及大人小兒諸癇、
解心膈壅熱消痰墜涎、

金銀箔 各乙 百片 辰砂 研 乙 刃 牛黄 研

生犀 末 丁香 沉香

真珠 末 木香 腦麝

琥珀 末 鵬砂 研 烏蛇肉 酒浸 灸 去皮骨

天麻 酒浸 雄黄 研 蝎稍 天南星 炮

白殭蚕 灸 附子 炮去 臍皮 甘草 各一分

防風 白附子

香墨 燒半 夕

右件二十四味、杵羅為細末入研者藥同

一慶勻合、文將金銀箔入水銀三分、同研

如泥，再同研令匀，鍊蜜為圓如黍，立大每

服大人五圓用薄荷酒下，小兒三圓薄荷

湯下

靈苑治大人小兒一切風及火患癎病天烏

散方　一名孤
肝散

腦月烏鶲　乙隻去毛羽
及脊爪腸胃

腦月野狐肝　乙具同前物入餅
子內回消，燒為灰

麝香　研

天麻

犀角屑　月
各半

乾蝎

白壃蠶

蟬殼

牛黃　蓋妙
研更多

荊芥　穗

藿香

天南星去心 白附子 臟粉研

桑螵蛸頂用臘月抹取糸 烏蛇各二刀酒浸上者佳各乙刀糸去皮灸骨

右件一十六味並精細杵羅爲末。每服半

錢用煎荊芥湯或豆淋酒調下空心。小児

用薄荷湯調下一字。

嬰孺治五歳児壮熱發瘹疹自下痢五癇湯

方、

知母　　　　　芍藥

麻黄二分去節各　柴胡

大黄分十二　　　鈎藤皮　蜂房　栀子仁

升麻分各七

蚱蝉二箇

石膏碎七分　　蛇蛻皮炙五寸

杏仁六分

右水七升煮二升去滓稍稍如人肌暖以

拭身

嬰孺治新生兒客忤中惡癇發乳哺不消中

風反折蹶口吐舌弄痓忤面青目下氣腹滿

丁奚羸瘦脛交三歲不能行麝香雙圓方

麝香　　牛黃　　黃連各二兩

桂心　　雄黃　　烏賊魚骨炙

丹砂　　附子　　巴豆六十粒去皮去芯

特生礬石烧煉半日各乙分去　　蜈蚣乙簡去足

右十一味，別研巴豆如脂，和末勻蜜和杵

三十下，拍令收勻，泄氣十日至一月兒服

一米許，百日至三百日兒服二麻子許，以

意增减兒，雖小，病甚者增大其圓，不必依

此，小兒病瘁多，耐藥服當汗出，若不汗及

不覺差，一日一夜四五服，以汗出及差為

限，為嬰兒中人，亦為容忤，婦人月水來未

盡了，觸兒子，亦為客忤，若喜失子庶生輙

死者，兒落地啼聲未絕，便以指刮舌上，當

時衝血如薤葉者，便與二圓米大，一日一
服，七日乃止，無不全者。若不全，合一劑當
合半劑者用巳豆三十箇，若三分合一者，
用巳豆二十七粒，亦不隨餘藥減其然者，
正以此為良爾。若無赤頭足蜈蚣者，只取
赤者三條斷其頭并項後二節用之。其餘
者不堪用也。

嬰孺治小兒癎時時發作，將成厥，宜服鎮心
圓方。

人參　　桂心　　蜀椒

1526

伏苓

乾薑　半夏

桔梗〔十分〕　白薇〔五分〕

附子〔三枚炮各〕　細辛

牛黃〔四分各二〕　防葵〔分〕

嬰孺黃帝石室紫藥神圓治小兒十二癎方

石為末蜜圓小豆大先食服五歲六歲三

圓日三佳来寒熱及虛熱者可作知母圓

若胷上氣帳可作杏仁煎

丹砂〔九分別研各〕　大黃〔六分〕　桂心〔各五〕

半夏〔四分各〕　牛黃　黃連〔各五分〕

雲母〔七分〕　雄黃〔二分〕　特生礜石〔十一分煉〕

1527

右為末，更入巴豆〔去皮炒〕二分，心雷圓〔分三〕真珠〔分乙〕

代赭〔分二〕乾薑〔分三〕各為末新絹袋盛蒸如十

斛米熟方取牛黃桂薑代赭別為末與前

相和勻以蜜杵圓黍大一歲兒乳頭上下

一圓十歲小豆大一圓日三服

嬰孺治少小百痾祟命湯方

當歸　　　　細辛　　　龍骨

牡蠣〔分各二〕石膏　　　大黃

芍藥　　　　黃芩　　　赤石脂

桂心〔分各乙〕甘草〔分四〕乾薑〔分三〕

右十二味哎咀，五歲兒五指撮，以水七合

大棗五箇去核煮取三合，日三服，一服一

合，若夏天二服，自下者用啫赤石脂量兒

大小增減，若有熱若驚，加黃芩二分，以草

裹盛藥，大驗

嬰孺治少小二十五癇，日數百發，治之無不

效，曾青湯方

曾青

細辛

大黃

　甘草 炙 二　　當歸

　芍藥　　　　獨活

　麻黃 去節 各 三分

右八物水三升煮取七分，一月兒服如杏核，二月二杏核，犬小以此為準，湯訖要當把兒令汗出，若先下者勿令汗出，若自汗出去麻黃，加麻黃根一分，若腹中急痛加當歸芍藥一分，若繿口聚嘬天斜者加細辛一分，若中風身強戴眼反折者加獨活一分，要當消息視病所苦，依病增減藥，藥皆令精新，或分五服，日三夜二，小有癇候便可作服，無病候亦可服，令兒終身不病癇，日中數百發者此湯治之無不差者。

嬰孺治少小哀癇乳哺不時發溫壯吐利驚
掣胎寒腹痛二十五癇四味大黃湯方

大黃四

芍藥　　當歸

甘草二分　炙各

右四物以水三升煮取一升去滓一月兒
服一杏核許日三服百日兒二杏核大小
以此為率若發熱加麻黃二分去節有毒
當切之先煮數沸去沫內諸藥若及竹藏
眼掣縮者加辛細四分若乳哺不消壯熱
有實者增大黃分倍諸藥不爾等分大黃

刀劈破，勿令有碎末，無其疾不須增益。兒

有大小強弱，以意增減。一方諸藥等分，兒

下痢者減大黃，三分之一，服湯令母抱之，

令小汗出，病甚者，令大汗出，畢溫粉粉之

下痢者，勿令出汗也。日夜可四服，兒夜啼

有微熱，口銜乳，若不安皆可服。一方治下

粗篩盛以帛囊歟，合小劑，用水一升半，煮

三指撮藥內湯中，更三沸，令得六合，絞去

滓服之，皆當取真新藥方可用也。小兒氣

弱惡藥不精，非但無益，乃更損兒，可不慎

1532

乎，此方屢試有驗。王汝南方，又戴眼中風，

身體當強增獨活二分，大妙。便是葛氏肘

後及元和經四味飲子，但分兩不同，及又

有加減，藥兩肘後與元和經方，已收溫壯

門中。

湯方、

獨活　　　　　麻黃
去節

大黃　　　　　人參
各三分

右四物，水二升，煮麻黃減三合，去沫內諸

嬰孺治少小癇手足掣瘲十指頤舌強，獨活

藥煎九合為三服，大有神効

嬰孺治少小生七日已後患癇茯苓釣藤湯
方、

釣藤

大黄 煨各乙分　　茯苓 分各二　甘草 炙

右四味水一升煮取三合為五服，當大驗。

嬰孺治少小發癇經日不解，諸治不差，口焦，
面赤黑青中有熱茵陳湯

茵陳　　　　大黄 魚以芒硝代之　黄芩 分各四

黄連　　　　消石 硝代之 甘草 二分

右六物，水三升，煮取一升二合，内消石洋

盡，为三服

嬰孺治春暮歲至四歲兒壯熱，犬驚發癇蚱蟬

湯方，

蚱蟬 二箇去足羽炙　石膏　柴胡 各八分

子芩　升麻　知母

梔子仁 各六分　龍齒　蛇蛻皮 半分炙各

麻黄 去節　甘草 各二分　虻蟲 五分

大黄 十分　鈎藤皮 半乙分

右十四物，水三升半，竹瀝一升二合，为四

服、

嬰孺治小小、小小癇衆醫不能治神明逯命十味

牛黃湯方

牛黃豆許　　　白石脂　　龍骨刃各乙半

桂心　　　寒水石　　大黃兩各半

牡蠣　　菵蒳刃各二　　石膏碎

消石刃各三

右為末水二升三指撮米煑五合為三服

日三牛黃為末臨時入

嬰孺治小兒癇方、

茯苓

钓藤　　　牛黄　候湯成，研入，龍齒　各二　各一

甘草　炙　半分　蚱蝉　二箇，炙，去羽足　竹沥　乙分煎湯成，下之　黄芩　分

右九物，束流水二斗，银器中煮金银各十

两分五升，汗煎药，取一升半，間乳細細與

服，此治未出月儿，若大者加少药，此方是

张大夫家用神驗无比

嬰孺治小儿諸癎瘈瘲吐舌钓藤湯方

钓藤　　　當归　石膏　碎　桂心　芍药

獨活

甘草 炙　　黄芩　　荠菜参各二

麻黄去节四分　蛇蜕皮炙六寸

右十一物水三升煮取一升，百日儿服一

合，二岁二合，三岁三合半，一日一夜令尽。

乳哺如故。

婴孺浴小儿痫瘲瘈呕吐方

钓藤去　　独活　　黄芩

麻黄炙节　桂心　　石膏　　茯神

甘草　　防风　　蛇蜕皮炙三分

大黄二分汤洗各　蚱蝉炙二枚

右以水三升，煮取一升二合，去滓，一歲服
一合，日三服。大小以意加減服之

嬰孺治少小腹中有熱，有寒，在肓上逆吐，腹
中雷鳴而滿，驚啼甚即發癇，瘛瘲，休作有時

十味白术湯方

白术　　　　　　當歸及　各乙　　厚朴炙

半夏洗　　　　　甘草炙　　人參

芎　　　　　　　生姜及　各二　枳實炙三十箇

食茱萸各二

右十味，水七升，煮取二升，溫服三合，日三

1539

嬰孺治小兒驚熱癇體羸不堪餘治子母五

癇煎方、

鈎藤皮 半乙ㄨ子荟　知母 分各四

甘草 五分　升麻 分三　寒水石 分六

蚱蟬 去羽足二箇炙　蛻娘 ケ炒三　沙參 分

龍齒　柴胡 分各二　蛇蚹皮 炙四寸

右為末以清蜜和使流行銅器中、置沸湯

中煎攪成飴糖狀、取收之、一月兒取棗核

大一呷二枚日再夜五六過不甚妨食、五

1540

十日兒呷三枚，百日兒呷四枚，二百三百

日兒五枚，一歲六枚，三四歲七枚，五歲十

枚，兼夜並六七過，不妨食也。

嬰孺療卒得癇方。

蚯蚓 玩者 七箇日

右取置新竹筒內，入水一升并蚯蚓炭火

內煨水沸消盡，蚯蚓去滓澄清，每服即飲

之不服三兩度，立差餘當舍諸兒服之皆

驗也。

嬰孺治百癇八味固顖膏方。

大黄銖十六　　定粉銖十八　雄黄

黄芩銖各六　　雷圓銖八　附子一月十二銖

生高陸根切四分

右先煎猪膏三斤為油，去滓下藥，沸七上

七下，去滓研雄黄下之，攪至凝，以摩頂掌

中背脇皆遍記，治粉粉之

攖孺治少小心氣虚，或已發癇及未發，安五

藏定心氣。

鐵精　　黄芩　　芍藥

芫花炒　人参　　甘遂炙

1542

茯神分各三　消石　牛黄尓各二

蛇蜕皮炙二寸　甘草炙乙分

右為末蜜圓小豆大一服三圓日再不知

加之取微利為度敫武神劾

嬰孺治初得癇雖時時發先服鈆丹圓後服

此方金丹圓方與聖惠同

鐵精分　石膏　甘草炙分各

當帰分三　麝香分半

右為末蜜圓小豆大一服一圓日三

嬰孺治少小痃癖結積除癇止驚消石圓方

1543

消石三分　柴胡　　細辛

當歸　遂各分　茯神　弓藥

甘草　二分各　大黃十分

巴豆　三十粒去皮心炒　黃芩四分別

葶藶子　乙分炒各研　牛黃研

右為末蜜圓二服胡豆大二圓日一服以

微利為度

嬰孺治小兒百二十癇諸變蒸腹中宿癖及

飲食不節腹滿温壯朝輕夕甚犬小便不通

胃氣弱脾冷使之服牛黃雀屎圓方

牛黄　为药

巴豆　去心皮炒别研入各三分

乾姜　当归

芎　人参各四　黄耆

麴炒一合　大黄分五

右为蜜圆末胡豆大，一岁兒未食与二圆，

三二岁小豆大，一圆，日三，不和稍加之，微

利为度，常逢大良，初生兒及一日五日已

上腹中满，口急不得取乳，大小便不通，通

而膏中作声者，服半秫大一圆，十日兒一

甘草　欠

崔庠白　炒

黄芩各二

乙夕

黍大一圓若頭身發熱惕惕驚不安腹脹
滿中惡中客中人吐乳皆主之百日兒一
圓及寒熱往來朝夕溫壯或身體發熱利
久不斷青黃五色之已發癇及如欲戴眼
但欲眼上或通夜轉急不得頃臾息及傷
寒食飲脹滿丁奚大腹食不消化吐逆皆
主之小兒有耐藥有不耐藥不止二圓量
兒大小服之魚不差也

漢東王先生家寶治嬰後小兒驚風癇疾喉

閉牙關緊急開關散方

蟾酥片乙小　　鉛白霜乙字

右同研令極細用烏梅肉蘸藥於口兩角

揩之良久便開如不開即用歸魂散一字

許吹入鼻中是三候門也　方見驚癇吓候真嚏即開門

便下歸魂散一服如驚風癇再發須進腦

紅散一二服風驚門也後下調胃氣藥看　方見急慢

詳用之

張渙三癇丹方治癇疾潮搐正發末分

　黑錫兩乙　　蝎稍　　　半夏七遍湯洗

天南星炮乙裂　防風　　　木香

人参去芦头　白蜜蚕炒黄各半两

右件捣罗为细末,次用水银半两,同石脑油半盏研,极细,入麝香一钱,龙脑半钱,同研细,与诸药拌匀,枣肉和,如黍米大,每服七粒至十粒,煎荆芥薄荷汤下,不拘时候。

残溅铁粉丹方　治诸癫胃膈不利

铁粉研　乙两　　乾蟾时灸焦黄为末　乙枚生姜汁浸少

乾蝎稍为末　七箇　半两细黄乙分

右件都拌匀糯米饭和,如黍米大,每服三粒至五粒,煎人参汤下。

張渙人參茯神湯方、治諸癇精神不定、

人參　　　茯神剉　　　羚羊角屑各乙兩

天門冬去心　酸棗仁炙各　白蘚皮又各半

天竺黄　　甘草炙各乙兩

右件擣羅為細末、每服一錢、水八分、入生

薑薄荷各少許、煎四分、去滓、溫服、

張渙釣藤飲子方、治諸癇啼叫者、

釣藤微　　蟬殼兩各半　黄連淨揀

甘草炙　　川大黄炮微　天竺黄又各乙

右件擣羅為細末、每服半錢至一錢、水八

分盏，入生姜薄荷各少許，煎至四分，去滓，放温服。

猬獺露蜂房散方 治五種癇疾，手足抽掣，口吐涎沫。

露蜂房 洗淨乙兩，焙乾

遠志 去心 人参 各半兩去芦頭

桂心 兩

石膏蒲 乙寸九節者乙兩

已上，搗羅為細末，次用

米砂 牛黃 研各細

杏仁 湯浸，麩炒去皮，大別研各乙分

右件同諸藥拌匀，每服半錢，麝香湯調下。

1550

四十八候治癇蚵蝌圓方

全蝎　　　半夏　　　京墨 煅各
　　　　　　　　　　　半錢

辰砂　　　鐵粉　　　人參

真珠 末各　好茶 各半
乙各

春柳芽 或半分乾者
乙各

右為末，酒糊圓萊子大，每服七粒至十粒，

薄荷姜湯下，一日三服，一月見効。

三十六種治驚風三發成癇羌活膏，

羌活　　　人參　　　桂心
各半

防風 各半　蝎　　　朱砂

硫黃　　　　茯苓　　　　木香 各半

腦麝 各少許

右为末煉蜜为膏入金銀箔各十片家研

加减多少用薄荷湯下

張氏家傳五癇圓治小兒五癇驚悸狂叫發

搐上盛涎潮等候如平常涎盛看緊慢並宜

眠之不動藏臍養小之家宜預合以應倉卒

其験如神方

皂角 去皮槌碎木三四升浸取汁濾去銀器重湯熬成膏

白礬 各四两 枯过细研　　半夏 洗七次

上等辰砂別研 天南星炮各乙両 蝎稍炒

白僵蚕炒 直者 上等雄黄別研 白附子炮各半

麝香別研 烏蛇酒浸去皮骨焙乾炒各乙分

蜈蚣頭足酒浸炙去大首一条

右件為末先用皂角膏子和末能就次用生姜汁煮糊為圓朱砂為衣小児六七歳如菉豆大毎服三四十粒三四歳二三十粒一二歳如麻子大一二十粒盏用薄荷湯下生姜湯亦得

孔氏家傳治小児急慢驚風天瘹撮口撮搦

姊禍壯熱定命丹

蟾酥乙尺乾者酒洗一宿

天南星分乙　白附子末　乾蠍七ケ

麝香許少　青黛分各半

青黛為衣

右件為末以粟米粥和圓如菉豆大別以

潮南路鈴陳防藥呀傳扁金丹治小兒胎風

諸癇手足瘲瘲目睛上視頸項緊急強直或

搖頭弄舌牙關緊急口吐痰沫夭挬多啼精

神不守睡卧多驚吐利生風舌塞如醉方

白花蛇去骨酒浸去皮骨秤

防風去芦头焙乾秤

蜈蚣頭赤足全者不去

乳香研各半刃

蝎者炙用火燒存性

天南星火燒存性

大草烏頭各乙兩半

麝香研细

牛黄研细

右件十味陳研者外並持羅為極细末然後與研者藥一處再研匀用水浸軟餅和為圓如梧桐子大捏扁每服三餅子用薄荷湯化如稀糊抹入口中漸漸嚥下候一時辰更進一服神効

1555

吉氏家傳治暗風癇疾取涎積倒地不知人

事，五星圓，此方神妙，取下病積。

白丁香　本久　　　赤小豆　十箇　乳香　乙
各三　　　　　　　粒　　　　　　火　

輕粉　重　　　　　巴豆　十粒　去油用

右末，滴水為圓，分作十一圓，每服一圓，水
半盞靡化下，臨發時服，取下積涎如青黑
色，是應，如十年內，北一眠，便差，更無再作，
已上者半月日，再一服，永除，次服朱砂鎮
心藥。

吉氏家傳治一切驚癇鐵彈圓。

1556

五靈脂四　川烏頭二刄去皮臍炮

生烏犀　乳香　没藥刄各乙

牛黃　麝香　分各一

右七味各為細末煼日重午日人不得語、

打井花水和圓如此〇大合時忌見雞犬、

婦人收起藥方得語、用牙隱破荆芥湯下

一圓、

朱氏家傳治囚驚過發痙病、但或受風熱積末

洗除心藏積熱壅毒、雞設湯散療治、日火不

退至熱過涎生、欄上壅塞心胷氣亂交横變

生瘤疾其候發來一日，數次變候，轉頗吐瀉，

氣弱未曾補治，宜服勝金圓方。

腦麝　　蘆薈　　牛黃

胡黃連　末

右等分研細，熊膽汁為圓菉豆子大，每服

三圓，米泔水研下。

東京石魚兒斑防禦扁金丹治小兒胎風諸

癇手足瘈瘲，目睛上視，搖頭弄舌，頸項強直，

牙關緊急，口吐痰沫，及撮口啼，精神不寧，睡

臥多驚，吐利生風，昏塞如臥之疾，

天南星 炮　白花蛇 酒浸三日 炙熟去骨

全蝎　麝香 研 並别

草烏頭 燒灰存性 各半兩　蜈蚣 乙条 酒炙熟

乳香　朱砂 乙分 各别研

右件為細末酒浸蒸餅和作餅子如此〇

大豆眼三兩餅薄荷湯化下三歲以上服

五餅　吳陳防禦 方不同

防禦又方全蝎散

全蝎 半兩　白附子　朱砂 三分 别研 各

斑　白殭蚕 不二　麝香 别研

右件為細末,每服半錢,荊芥湯入酒少許,同調服。

灸癇法第九

千金論曰,小兒新生無疾,慎不可逆計灸之,如逆針灸則忍痛,動其五脈,因喜成癇,河洛關中土地多寒,兒喜病痙,其生兒三日多逆,灸以防之,人灸頰以防噤者,舌下去血,灸頰以牙車筋急,其土地寒,皆快舌下去血,灸頰以防噤也,其蜀地溫,無此疾也,舌方既傳之,今人不詳南北之殊,便按方而用之,是以多害

於小兒也，听以田舍小兒任其自然，皆得無

有夭橫也。小兒驚啼眠中四肢掣動变蒸未

解慎不可針灸瓜之動其百脉。仍因驚成癇

也惟陰癇嚜疢可針灸瓜之。凡灸癇當先下

兒使虛乃衆虛灸之。未下有實而灸者，氣逼

前後不通殺人癇發平旦者，在足少陽晨朝

發者，在足厥陰，日中發者，在足太陽黃昏發

者，在足太陰，人定發者，在足陽明，夜半發者，

在足少陰。右癇發時病所在，是視其發早晚，

灸其所也。又癇有五藏之癇六畜之癇或在

1561

四肢或在腹內者其候隨病所在灸之雖少

必差若失其要則為害也

千金五藏癇灸法

肝藏癇灸足少陽厥陰各三壯

心癇灸心下第一肋端宛宛中此為巨闕

又灸手心主及少陰各三壯

脾癇灸胃管三壯俠胃管傍灸二壯足陽明

太陰各二壯

肺癇灸肺俞三壯又灸手陽明太陽各二壯

腎癇灸心下二寸二分三壯又灸肘中動脈

1562

各二壮、又灸足太陽少陰各二壮、

闕瘍灸風府又灸頂上單人中下唇盛漿皆
隨年壮、

腸瘍灸兩承山又灸嗫心兩手勞官又灸兩
耳後高骨谷隨年壮又灸臍中三十壮、

右灸五藏之瘍

千金六畜瘍灸法

馬瘍灸頂風府腑中三壮病在腹中燒為躊
末眼之良_{聖惠灸僕參各三壮五足距}骨下白內際陷中挟足取之、

牛瘍灸鳩尾骨及大椎各三壮、_{嬰孺方云一燒牛歸末}

1563

羊癎灸大椎上三壮，聖惠灸第九椎，聖惠灸下節間三壮，

猪癎灸耳後高骨兩傍各一寸七壮，巨闕三壮，在鳩尾下一寸陷中。

犬癎灸兩手心一壯，灸足太陽一壯，灸肋戶一壯，犬癎灸手心一壯，灸足陽明一壯，嬰孺方云

雞癎灸足諸陽各三壯，至患灸手少陰三壯，灸脚豆兩窒各一壯，助户一壯，

右灸六畜之癎，在掌後去腕半寸陷者，初穴陷者中。

千金暴癎灸法

眼之。至患以灸鸠尾一穴二壮。

小兒暴癇灸兩乳頭女兒灸乳下二分治小

見暴癇者身體正直如死人及腹中雷鳴灸

太倉及臍中上下兩傍各一寸凡六處又灸

當腹度取背以繩繞頭下至臍中屈便轉繩

向背順脊下行盡繩頭灸兩傍各一寸五壯

若向白啼聲色不變灸足陽明大陰

右灸暴癇

千金頭部灸癇法

若目反上視眸子動當灸頤中取之法橫度

口盡兩吻際又橫度鼻下亦盡兩邊折去鼻

度半都合口為度，從額上髮際上行度之。灸
度頭一處，正在顖上未合骨中，隨身動者是，
此最要處也。次灸當額上入髮二分許，直望
鼻為正（嬰孺方云次灸額上入髮二分不言入髮二分）。次灸其兩边，
當目瞳子直上入髮際上分許（嬰孺方回止言直上入髮）
際不言（際五壯不言入髮二分）
二分。
兩眉後際動脉是（眉髮後際動脉是也）。次灸
兩耳門，當耳開口則骨解開動張嘴是也。次
灸兩耳上捲耳取之，當捲耳上頭是也，一法。
大人當耳上橫三指，小児各自取其指也。次

灸两耳後高骨上青脉亦可以針刺令血出

嬰孺方云至此又有次灸罩人中口上灸雷

令近罩又云次灸承漿次灸玉枕玉枕在頂

上高骨是也次灸玉枕次灸两風池在項後两䫜

動筋外髮際陷中是也次灸風府當項中央

髮際亦可與風池三處高下相等次灸頭两

角两角當迴毛两边起骨是也 嬰孺方主此

可灸两 又有太極者

肩豆也

右頭部凡十九處 嬰孺方 大
二十三處 兒生十日可

灸三壮三十日可灸五壮五十日可灸七

壮病重者其灸之輕者性灸顖中風池玉

1567

枕也，艾使熟，炷令平正，着肉火勢乃至病

所也，艾若生，炷不平正，不着肉，徒灸多炷

故無益也。此亦不可一概，待諸處無劲，肘下灸，待諸灸，無劲中
卽續次灸之，輕者顱中額中鬢除單人中
耳門風也，玉枕可也，凡灸顱囟，灸大人多者
不止三十壯，此則沉者不可換灸，大人多者
可日日灸之也。又灸吻各二七壯
嬰孺方云，去頭部凡二十二處

千金腹部灸癰法

若腹滿短氣轉鳴，灸肺募，在兩乳上第二肋
間宛宛中，懸繩取之，當瞳子是。次灸瞳中，次
灸育堂，吹灸腑中。次灸薛
嬰孺方，長臍中，字
下，獨有百壯字
息，薛息在兩乳下第一肋間宛宛中是也。次

1568

灸咥闕大人去鳩尾下一寸小兒去臍作六
分分之去鳩尾下一寸是也并灸兩邊
壯出注云鳩尾在臍
前散骨下五分是也　次灸胃脘次灸金門金
門在穀道前囊之後當中央是也從陰囊下
度至大孔前中分之
右腹部十一處_{嬰孺去腹部十四處}
管十日兒可灸三壯兒一月以上可五壯
陰下縫中可三壯或六隨年壯
千金背部灸癰法
若脊強及張灸大椎并灸諸藏兪及脊脊上

灸咥闕大人去鳩尾下一寸小兒去臍作六
分分之去鳩尾下一寸是也并灸兩邊
壯　出注云鳩尾在臍前散骨下五分是也　次灸胃脘次灸金門金
門在穀道前囊之後當中央是也從陰囊下
度至大孔前中分之
右腹部十一處（嬰孺去腹部十四處）
管十日兒可灸三壯兒一月以上可五壯
陰下縫中可三壯或六隨年壯
千金背部灸癰法
若脊強及張灸大椎并灸諸藏兪及脊脊上

嬰孺又
齊堂巨闕胃
1569

當中從大椎度至窮骨中屈更從大椎度之

灸度下頭是脊骨也

右背部十二處十日兒可灸三壯一月巳

上可灸五壯

千金手部灸癇法

若手足掣瘲驚者灸尺澤嬰孺方云肘中約上動脈次灸

陽明次灸少高次灸勞宮嬰孺方云掌中央動脈次灸

心主次灸合谷大指歧骨間次灸三間嬰孺方云手嬰孺

大指次指本節後內則歸心

右手部十六處其要者陽明少高心主尺

澤合各少陽也壯數如上

千金足奇灸癧法

又灸伏兔（嬰孺方云）膝上六寸次灸三里次灸腓腸次

灸鹿溪次灸陽明次灸少陽次灸然谷（嬰孺方云）

在足一踝（嬰孺方云）骨下臼中

右足奇十四處皆要可灸壯數如上手足

陽明謂人四指凡小兒驚癇背灸之若風

病大動手足瘈瘲者盡灸手足十指端又

灸本節後（嬰孺方云）諸穴不可悉灸候諸

二觀及下屐魚劫方以繩度中折繩端一（千金翼云第一灸之千金翼云）

慶是脊骨中也凡三處復斷此繩作三折

諸家灸癇法

令各等豢合如山字以一角主中央灸下二角夫脊兩边便灸之凡五豢也以卅注所灸五豢各百壮削竹为度勝鍾嬰隔方又云凡灸癇得隝为輕易治不得帝为重難治小兒生十数曰便得癇者寻可灸也可灸二壮其要極若三五壮

外臺甲乙經灸本神在曲差傍一寸半在髮際一云直耳上入髮際四分足少陽陽維之會灸五壮主頭目眩痛頸項強急肩脇相引不得頥則癲疾不嘔沫小兒驚癇

外臺甲乙經灸貼泣當目上背直上入髮際五分陷者中是少陽太陽之會灸三壮主頰

嬰孺方審是癇候急灸頂上旋髮中若眼直

視灸兩目直瞳子髮際各一壯心下一寸死

宛中脊當兒骨上一壯之顖一壯各灸二七

壯項上多灸益良更見有癇候灸兩乳內各

一寸七壯累試大效

萬全方、小兒驚癇者先驚怖啼叫後乃發也

灸項上旋毛中三壯及耳後青絡脉炷如小

麥大一法灸昆祿穴在

麥大上骨內中央紐上

小兒風癇者先屈手指如數物乃發灸阜柱

上髮際宛宛中三壯炷如麥大

小兒食癇者先寒熱洒淅乃發也灸鳩尾上五分三壯

癇差復發第十一成癇也

鄭氏病源小兒患癇差後更發候癇發之狀或口眼相引目睛上搖或手足瘈瘲或背脊強直或頸項反折或屈指如數皆由當風取涼乳哺失節之所為其差之後而更發者是緣熱未盡小兒血氣軟弱或因乳食不節或風冷不調或更驚動因而重發如此者多成常疹凡癇正發手足掣縮慎勿持捉之捉之

則令曲戾不隨也、

興童實驗、癇差後復發者為熱未退乳食不

節、更傷風冷而復發也、

千金茵芋圓治少小有風癇疾至長不除、或

過天陰節變便發動、食飲堅強亦發、百脈攣

縮行步不正、言語不便者服之永不發方

茵芋葉　　　鈆丹　　　秦芄

釣藤皮 各乙　石膏　　　杜衡 各乙

防葵 兩半　　菖蒲　　　黃芩 兩半 三刃

松蘿 半兩　　蟬蛻 十枚　甘草 矢

右十二味末之蜜圓如小豆大，三歲已下
服五圓三歲已上服七圓五歲已上服十
圓十歲已上可至十五圓 至惠嬰孺方 分兩少異
聖惠治小兒諸癇復發不問風之與熱發作
多少般數並宜服紫金霜方

紫金粉 乙刃半乙 名赤馬脚
牡蠣粉 三分
石膏飛過 細研如水 令
烏蛇肉 黄 灸
赤芍藥

川大黃 三分 剉碎微妙
麻黃 三分 去根節
赤石脂 刃 各乙
地骨皮
防風 去蘆
黄芩 灸微
甘艸 赤剉制

牛黄〔研細〕　秦芄〔半苗各乙〕

羌活

桂心〔分各乙半〕　當歸〔微炒乙分剉〕

朴消〔半〕

寒水石〔乙〕　虎睛〔微炒又對〕

右件藥搗細羅為散都研令勻每服煎竹葉湯調下半錢更量兒大小以意加減服

聖惠治小兒驚癇復發悶眊倒顙或湯火不避及除百病铅丹圓方

铅丹　朱砂〔飛過各細〕　鐵粉〔各半〕

牛黄　雄黃〔研細各〕　細辛〔半〕

獨活　麝峰房〔黃灸〕　人參〔去芦顆〕

1577

漢防已
去目及開口省微

桂心

甘草 炙微
赤到

蜣螂
微炙
五枚

川椒
炒去油各一分

雞頭
炙令黃
乙枚去毛

蛇蜕皮
炙黃五寸

赤茯苓
刂乙

右件藥擣羅為末煉蜜和擣三二百杵圓

如菉豆大每服以粥飲下五圓量兒大小

以意加減

聖惠治小兒諸癇復發使斷根源天漿子圓

方

天漿子
十四个去壳別研

蚵蟟
三分微炒

芎藭刃半　　知母　　人參去芦豆

生乾地黄　桂心各半兩

蚱蝉炒嬰隔用乙刃半剉碎微

川大黄炒嬰隔用十分

蜣蜋微炙去翅足三枚

牛黄乙分細研嬰

虻蟲隔用三枚炒黄嬰三分炙

右件藥擣羅為末，煉蜜和擣三二百杵，圓

如菜豆大，每服以粥飲下三圓，日三服，更

量兒大小以意加減。

1579

聖惠治小兒驚癇發動經年不斷根源鸕頭

圓方

鸕頭 二枚白者令黃色

赤芍藥 炙微剉　　茯神 剉微　　桂心

甘草 赤剉　　當歸 剉微　　露蜂房 黃炙

丹參　　牛黃 研細　　芎藭

蜣蜋 七枚去翅足微炙　　莨菪子 炒令黑右半斤

麝香 細研乙分　　蛇蛻皮 炙黃

右件藥擣羅為末煉蜜和擣三二百杵圓

如菉豆大每服以溫水下五圓看兒大小

1580

加减服之

婴孺治痫三十年患者亦差方

苦参 斤 三大 童子小便 乙斗二升煎 苦参取六升

右以糯米及麹和煎汁作酒十馀日当熟

澄清一服半，鸡子许四五岁儿服一升永

差非止痫疾但腹中诸病悉治，神验曾试

亦治一切气块宿痕癖心痛恶病皆治

之放三二年酒不坏，可多作以救人神妙

婴孺治少小惊痫发动，经年不断根源，鹤头

圆方、

鸱頭 ケ乙

桂心 六分
茯神 五分

蛢蜋 炙

蚱蟬 四枚炙 十
芍藥

甘草 炙

黃芩
當歸

芎

丹參
麝香 各四

蜂房

牛黃 各二
蛇蚹皮 炙

莨菪子 炮乾蒸之
八合酒

大黃 捌分

右為末蜜圓小豆大一服七圓日三服稍
增之、與至惠鸱豆圓分、刃味數皆不同、

嬰孺治發癇雖差餘疾應動防疾鎮心銀屑

圓方

銀屑　黃耆　大黃

鱉甲 炙　甘草 炙各　細辛 黃

桂心 分各二　茯苓　柴胡 分各三

黃芩　人參 乙　為藥 分

葵子 分二　牛黃 分 乙

右為末蜜圓大豆大，一服五圓日三服，常

服大良。

嬰孺治發㿉雖已差，而根源不斷至長將除

疾，銀屑方、　紫菀　細辛

銀屑 銖乙

1583

麻黄　節去

大黄

黄芩　分・

人参　炙　各一

甘草　二分

牛黄　铢四

右為末蜜圓小豆大一服二圓日三

殘瀝化疾丹治肥络疾涎諸癎差後皆宜常

服、

半夏　乙刀湯洗七過

乾姜　炮微

川黄連　須去

桂心

南木香　乙刀　各半

巴上先搗羅為細末次用

牛黄

麝香　乙分　各研

朱砂　乙刀知研水飛

巴豆　十ケ去尤心膜炒黄別研

右件都一處拌勻滴水和如黍米大每服

三粒至五粒溫粥飲下未周睟嬰兒乳汁

下謂如三歲至七歲不過五粒量兒大小

加減

莊氏家傳斷癇圓治胎驚癇疾愈而仍發証

候多端連綿不除方

黃耆　灸各　　　釣藤釣子　細辛

甘草　二分　　　蛇蛻皮　灸三寸　牛黃　五大豆許別研

蟬殼　四枚洗去土微炒去足

右七味末之棗內和圓如菉豆大每服百

1585

晬内三两圆三二歳十圆四五歳十五圆

十歳二十圆煎人参湯下不計時候。

瘈差身面腫第十一

巢氏病源小兒發瘈差後身體頭面悉腫滿候凡瘈發之状或口眼相引或目睛上攝或手足掣瘲或背脊強直或頭項及折或屈指如数皆由以兒當風取涼乳哺失節之所為也其瘈差後而腫滿者是風瘈因小兒身衣汗出因風取涼而得之初發之状屈指如数然後掣瘲是也其瘈雖差氣血尚虚而熱未

盡，在皮膚與氣相搏，致令氣不宣泄，故停并
成腥也。

○集效方，治小兒癰羞後，氣血尚虛，而熱在皮
膚與氣相搏遍身頸面皆腫宜服黃芩湯方

黃芩　　澤瀉　　通草 木通也　各八分

柴胡 去苗　杏仁 湯浸去皮尖各六分

术猪苓 紫皮　桑白皮 分　澤漆葉 分四　各七

右為粗末每眼抄三錢水盞半煎至五分
去滓量大小乳食後放溫眼。

集效又方

龍膽　葵子　萎蕤

茯苓　前胡各乙分

右五味為粗末，每服方寸七，水一大盞煎至五分，小兒乳食後服一合。

癇差不能語第十二

巢氏病源小兒發癇差後六七歲不能語候。凡癇發之狀，口眼相引，或目睛上搖，或手足瘛瘲，或脊背強直，或頸項反折，屈指如數，皆由以兒當風取凉，乳哺失節之所為也，而癇發差後不能語者，是風癇因兒衣厚汗出，以

兒衆風取凉太過為風所傷得之其初發之
狀屈措如數然後發瘲瘲是也心之聲為言
閉竅於口其癇發雖止風冷之氣猶滯心之
絡脉使心氣不和其聲不發故不能言也

集敘方治小兒癇差後風冷留滯挾心絡使
心氣不和語聲不發宜千金大補心湯方

黄芩　　　　附子 各二兩炮去皮臍　　桂心 去心
甘草　　　　茯苓　　　　　　桂心
石膏　　　　半夏　　　　　　遠志 四兩去心乙
生姜 六兩　　大棗 二十枚　　飴糖 一斤

1589

乾地黃　阿膠　麥門冬 去心各三刃

右十四味㕮咀，每服一大撮，入前飴糖半

匙許、水一盞半煮至半盞量兒大小分減，

空心、乳食前服、日二。

乾蟾九

治小兒痞膨食積壯大筋青肌躰消瘦日漸

羸弱飲食減少並宜服之

蘿蔔子二兩炒　麥芽炒　檳榔

山查　只壳炒

乾漆圓蝦蟇錯　蝦蟇煮各三兩

蝦蟇七夕日用　十隻端午日使人東行取者佳至度同乾漆煮数沸以乾為度

右用淨糖一十二兩収在罐中桑楊二木

烧灰頓至八兩和藥重一錢五分空心白

滾湯磨化下